面接指導版

嘱託産業医のための
ストレスチェック実務
Q&A

はじめに

　ストレスチェック制度施行直前の平成27年10月、本書の親版となる『嘱託産業医のためのストレスチェック実務Q＆A』を公刊しました。新たな制度であることから、ストレスチェック実施前の準備から実施後の評価までの一連の流れに即して、他職種との連携も含め産業医目線での制度運用のポイントをQ＆A形式で解説しました。施行前後という時期による関心の高さとともに、日常診療業務等の傍ら産業医活動をされている先生方の使い勝手に重点を置いた編集方針等により、非常に多くの先生方にご活用いただいております。

　そして同年12月1日の施行以降、日が経つにつれ、各方面より、「面接指導の具体的なやり方が良く分からない」、「診察での問診と違い、ストレスチェックの面接指導に際してはどのような点に留意すれば良いのか」といった声が多く聞かれるようになりました。

　そこで今回は、ストレスチェック制度における面接指導のパートに焦点を絞り、同様にQ＆A形式での解説を試みました。

　周知のように、職域における面接・面談は、様々な場面で、様々な内容が取り上げられます。また、面接を行う医師も、被面説者も、さらに各々が抱えるストレスや、その置かれている職場環境も様々です。そうした多様な面をもつ面接にあって、産業医面接一般における留意点を押さえた上で、「ではストレスチェック制度における面接指導や、報告書・意見書の書き方、就業上の措置の進め方のポイントは？」という問いに答えようとするのが本書です。

　また今回は、本編のQ＆Aとは別立てで、ストレスチェック制度における面接指導を行う上で知っておきたい、「ストレス」や「うつ病」ほかの基本知識に関する解説も盛り込みました。さらに親版でも好評をいただいている巻末付録として、CD-ROMに面接指導関係の書式類とともに、従業員教育や、衛生委員会での講話に活用いただけるストレス関係の解説スライドデータ（シナリオも付属）も収録し、活用の幅をひろげました。

　親版『嘱託産業医のためのストレスチェック実務Q&A』とともに、本書が、充実した面接指導と事後措置の一助となれば幸いです。

　平成28年11月

ストレスチェック実務Q&A 編集委員会

本書の構成と上手な使い方

本書の構成意図と使い方を以下にご説明します。

1　まずチャート「医師による面接指導の流れ」で全体把握を！

　読み進める前に、まず冒頭のチャート図で全体の流れを把握してください。その際、チャート上の各パートに、該当する本書のQ番号を付してありますので、第Ⅰ部目次（Q一覧）とも見比べながら流れを追ってください。

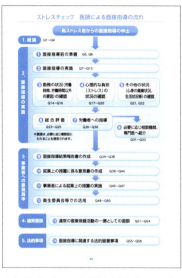

【 チャート図で流れを追う際の留意点 】

ア）このチャート図は、基本的に「①面接指導前の準備」から、「⑫衛生委員会等での活用」までの流れを示していますが、この"ストレスチェックに係る医師による面接指導"とは別に、「⑬通常面談」を位置づけています。これは、予備面談や事業者に開示しないことを前提とした面談、面接指導を申出ない場合における面談ほか、"ストレスチェック制度の枠外の、通常の産業保健活動の一環として実施する面談"を意味しています。ストレスチェックにおける面接指導を補完する意味で、この通常面談も大きな役割を果たすものとしてお考えください。

イ）③〜⑤の工程は、申し出た面接対象者の抱える状況等に応じて、順序が入れ替わったり、部分的に省略したりする可能性もあることから、ひと括りとして並列に表記してあります。

ウ）このチャート図を追うと、一見、一回で面接指導が完結するかのようにも見えますが、必ずしも一回で終わるわけではなく、通常の産業保健活動の一環としての面談への移行も含め、むしろ複数回に及ぶ場合のほうが多くあるであろうということに留意してください。チャート図内に※印で注記しています。このことは、各Q&Aにおいても必要に応じ繰り返し強調されます。

2　「面接指導例」に目を通し、実際の面接指導の流れのイメージづくりを！

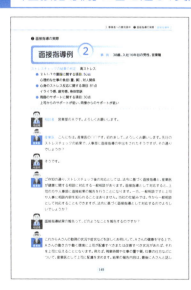

　上述のチャート図は、あくまでも手続き（手順）的な流れを示したものです。実際の面接指導の場合、面接対象者が自身のストレスをどう感じていて、どうしていけばいいのか、どうしたいか等々といった気持ちや考えなどに耳を傾けることになり、その中身は対象者の数だけあることになります。すなわち、面接指導の実際の流れは、「面接指導を行う医師の数×面接対象者の数」あると考えなければなりません。

　ですので、上述のチャート図からだけで実際の面接指導をイメージするのは難しいと考えられることから、それを補う意味で、第Ⅰ部の末尾に、シナリオ形式で、面接指導例を掲げました。この面接指導例を

読むタイミングですが、ひと通り第Ⅰ部のQ&Aをお読みいただいてから最後にまとめ的にお読みいただいても結構ですし、チャート図やQ一覧（第Ⅰ部の目次）とともに最初に大枠を把握するためにお読みいただいても結構です。面接指導例は、計4例を収録しました。

この例示はあくまでも一例であることに留意しつつ、冒頭のチャート図やQ&Aの解説とともに、ご自分が面接指導を行う場面を想定しつつイメージづくりをしてください。

3　厳選されたQにより、面接指導のポイントを習得！

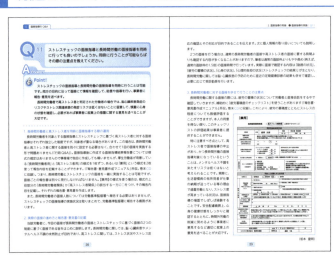

本書のQ&AにおけるQの数は、面接指導の実際に即しつつ、ポイントとなる事項に絞って厳選しています。そして面接指導の実際の多様性に鑑み、Qによっては2つのAを用意したものもあります。

4　知っておきたいメンタルヘルス関連の基本事項を解説！

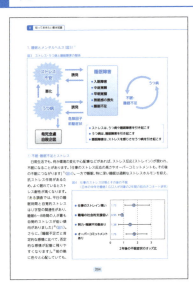

本書のコアになる第Ⅰ部の「Q＆A」とともに、第Ⅱ部では、面接指導を行う上で知っておきたいメンタルヘルス関連の基本知識として6つの事項を取り上げ解説しました。

また、「基本知識」の解説内容については、付録CD-ROMに収録した従業員向けの教育・研修教材（スライド）を解説するうえでの必要知識ともなっておりますので、面接指導を行う前はもとより、実際にスライドを使って教育を行う前にも読んでおくことをお勧めします。

5　巻末CDにカスタマイズフリーの面接指導関連書式を収録！

巻末CDに、ストレスチェック実務の省力化を期し、呼び出してすぐに使える面接指導関連の書式を収録するとともに、必要な行政公表資料等をPDF形式で収録し、必要な確認作業や検索ができるようになっています。

6 コピーライトフリー、カスタマイズフリーの従業員向け教育・研修教材を収録！

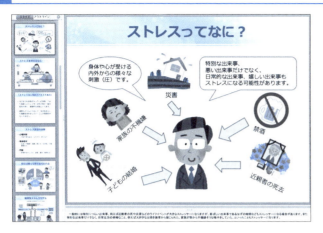

　ストレスチェック実施後は、事業所内でのストレスに対する関心が高まっているものと考えられます。この機会をとらえ、啓発や職場環境改善の一環として、管理職や従業員への教育・研修を行うことは意義のあることと思われます。

　そのための教材として、巻末CDにストレス関係ほか計7テーマのスライドデータを収録しました。各スライドには、説明のためのシナリオも備えました。パワーポイント形式で作ってありますので、途中に一枚スライドを追加する、あるいはスライド内の説明を担当する事業場に即して書き換えるといったカスタマイズができるようになっています。

　また、教育機会は、面接指導終了後だけとは限りません。日常のメンタルヘルス教育にも使用できますので、ぜひご活用ください。

　上記のように、活用の利便性を期した工夫を盛り込みました。しかし、繰り返しになりますが、医師による面接指導の実際は多様です。進め方は、けっして一つではありません。
　本書をぜひ実りある面接指導の実施にお役立てください。

＊なお、本文中において、国から公表された以下の資料等については略記をしております。
○心理的な負担の程度を把握するための検査及び面接指導の実施並びに面接指導結果に基づき事業者が講ずべき措置に関する指針⇒「指針」
○労働安全衛生法に基づくストレスチェック制度実施マニュアル⇒「実施マニュアル」
○ストレスチェック制度関係Q&A⇒「行政Q&A」
○長時間労働者、高ストレス者の面接指導に関する報告書・意見書作成マニュアル⇒「報告書・意見書作成マニュアル」

面接指導版 嘱託産業医のための ストレスチェック 実務 Q&A

目　次

はじめに ………………………………………………………………………………… i

本書の構成と上手な使い方 …………………………………………………………… iii

ストレスチェック 医師による面接指導の流れ（チャート図） …………………… xvii

I　面接指導のQ&A

1. 総論－面接指導を行うにあたって

Q1　産業医が職域で行う面接指導や健康相談について、診療や地域で行う健康相談と比べた場合、その違いや特徴について教えてください。　竹田　透　2

Q2　ストレチェックの事後措置において、産業医に期待される役割はどのようなものでしょうか。　竹田　透　4

Q3　嘱託産業医が面接指導を請け負うにあたって、どのような契約を事業者と取り交わすことが適切でしょうか。また、費用面の指標等があれば教えてください。　城戸　尚治　6

Q4　面接指導を自分のクリニックで行う予定ですが、どのような点に注意すれば良いでしょうか。また、この場合の勤務時間の取扱いや面接に来る方の交通費等の取扱いについて事業者に対してどのように助言するのが適切でしょうか。　坂本　宣明　9

2. 面接指導の実施

❶ 面接指導前の準備

Q5　面接指導を行う前に、確認しておく事項や準備しておく必要がある物はありますか。全体に関わる事柄、事業者（事業場担当者）への確認、本人への確認に分けてご教示ください。　小川　真規　11

Q6　嘱託産業医をしています。自分が産業医をしていない事業場から、嘱託産業医の先生が面接指導を行ってくれないので、面接指導のみを請け負ってほしいとの要望があり、請け負いました。このような場合、対象者の方の状況が良く分からないのですが、対象者の情報を詳しく知るにはどうしたら良いのでしょうか。　土肥誠太郎　13

❷ 面接指導の実施

Q7 面接指導は、どのような手順で進めたら良いでしょうか。
A1 木村 朋子　17
A2 鍵本 伸明　19

Q8 面接指導を行うにあたって、面接の技術や方法について研修の場や参考になる図書などはありますか。
竹田 透　22

Q9 面接指導の時間を短縮するために、勤務の状況や心理的負荷の状況、その他の状況についてあらかじめ問診票を用意しておいて、事前に記入してもらっても良いでしょうか。
古河 泰　24

Q10 私は精神科が専門ではありませんが、面接指導をすることはできるでしょうか。
鍵本 伸明　27
【産業医の視点から】坂本 宣明　29

Q11 ストレスチェックの面接指導と長時間労働の面接指導を同時に行っても良いのでしょうか。同時に行うことが可能ならばその際の注意点を教えてください。
坂本 宣明　30

Q12 本社に嘱託産業医として選任されています。会社は全国に50名未満の事業場が多数ありますが、産業医は選任されていません。会社はストレスチェックを全地区で同様に実施し、高ストレス者の医師面接指導を本社産業医にお願いしたいとの意向がありますが、遠隔地での対面による面接は物理的に難しいところです。テレビ電話等を利用しても良いのでしょうか。
西埜植 規秀　32

Q13 産業医選任が義務づけられていない小規模事業場でストレスチェックを実施した場合の高ストレス者に対する面接指導は、地域産業保健センターを活用できるということですが、地域産業保健センターを利用する際の留意点を教えてください。
西埜植 規秀　34

❸ 勤務の状況（労働時間、労働時間以外の要因）の確認

Q14 産業医が行った高ストレス者への面接指導の中で、会社が把握している量をはるかに上回る時間外労働/労働時間以外の負担の訴えがありましたが、本人は、自分が産業医に話したことを会社に知られたくないと、かたくなに会社への情報提供を拒否しています。その場合の対応はどうすれば良いでしょうか。
森口 次郎　36

Q15 勤務の状況については、労働時間以外にどのような点を確認したら良いのでしょうか。労働時間以外も含めた勤務の状況を適切かつ詳しく知る方法はないでしょうか。また、本人からだけではなく、職場の上司などからも確認をとったほうが良いのでしょうか。
岩崎 明夫　38

| Q16 | 対象者の訴えと上長の調査票の内容に乖離がある場合に、産業医としてはどのように対応することが望ましいでしょうか。 | A1 森口 次郎 | 41 |
| | | A2 西埜植規秀 | 43 |

❹ 心理的な負担（ストレス）の状況の確認

Q17	精神疾患の診療経験がなく、面接指導に不安を感じています。特に心理的な負担の状況確認をする際にはどのような点に留意し、どういう所見があったら受診勧奨をすべきでしょうか。	森口 次郎	45
Q18	心理的な負担（ストレス）の状況の確認を行うにあたり、「報告書・意見書作成マニュアル」に「疲労蓄積度のチェックリスト」等が例示されています。これらはどのように使えば良いでしょうか。	岩崎 明夫	47
Q19	ストレスチェックの結果に、①ストレスの要因、②心身のストレス反応、③周囲のサポートなどの点数が記載されていますが、これら点数がどの程度のレベルを意味するのかが本人の結果からは分かりません。どのようにしてこれらの点数を評価すれば良いのでしょうか。	土肥誠太郎	49
Q20	心理的な負担の状況を確認するために使う構造化面接とはどのようなものでしょうか。	鍵本 伸明	51

❺ その他の状況（心身の健康状況、生活状況等）の確認

Q21	家族関係や経済的問題などの仕事とは関係のない部分に、面接指導する医師が聞き取ったり関わったりしても良いのでしょうか。またその際の対応上の留意点があれば教えてください。	A1 大﨑 陽平	53
		A2 竹田 透	55
Q22	「報告書・意見書作成マニュアル」に例示されている「心身の健康状況、生活状況の把握のためのチェックリスト」は断面的な内容になっているように思われますが、利用上どのような点に留意したら良いでしょうか。	山瀧 一	57

❻ 総合評価

Q23	医師による面接指導を行いました。総合的な評価をするにあたり、どのような項目について評価を行えば良いのでしょうか。ポイントとなる点や注意点があれば教えてください。	小川 真規	60
Q24	面接の結果、本人の健康状態の評価や今後の就業配慮の内容についてすぐに判断できず、経過を見る必要がある場合には、どのような対応をすれば良いでしょうか。	古河 泰	62
Q25	面接継続の場合、2回目以降の面接方法や事業主への報告の際の注意点について教えてください。	鍵本 伸明	64

❼ 労働者への指導

Q26 面接指導における労働者への指導とは、どのような内容の指導をすれば良いのでしょうか。また、この部分を他のスタッフに任せても構わないでしょうか。　　　木村　朋子　66

Q27 セルフケア指導の一環として、モチベーションをアップさせるなど、メンタルヘルス向上を促すような面接指導の進め方はありますか。　　　西本　真証　69

Q28 高ストレス者の面接指導を毎年受ける方がいますが、客観的には勤務状況や心理的負担、その他の状況が特別に大きいとは思えず、本人が不満を述べるだけです。このような場合、どのように対応したら良いでしょうか。　　A1 佐々木規夫　72　　A2 森口　次郎　74

Q29「報告書・意見書作成マニュアル」の「面接指導結果報告書」の中で、判定区分に「要保健指導」がありますが、どのようなことを指導するのが適切でしょうか。　　　土肥誠太郎　76

Q30 一回の面接指導だけでは総合評価に自信がありません。このような場合、どのような対応が適切でしょうか。また、対応上嘱託産業医の場合と専属産業医の場合とで違いはあるのでしょうか。　　　城戸　尚治　78

❽ 相談機関、専門医へ紹介

Q31 面接指導の結果で医療機関を受診させるほうが適切と考える基準や考え方について教えてください。また、受診要否の判断の参考にできる質問票などはあるのでしょうか。　　　大﨑　陽平　80

Q32 面接指導の結果、医療機関受診が適切と判断しました。紹介状などの診療情報提供書を作成する義務があるのでしょうか。また、作成する場合の費用の考え方や、産業医でなく面接指導のみ担当した場合の専門医からの返書の取扱いはどのようにしたら良いのでしょうか。　　　土肥誠太郎　83

Q33 面接指導の結果、治療が必要な場合や専門医による評価が必要と判断した場合に、スムーズに受診してもらうための受診勧奨の方法を教えてください。また、本人から就業上の配慮を事業者に伝えることは構わないが、医療機関を受診することは伝えないでほしいと要望された場合、どのように対応すれば良いのでしょうか。　　　松井　春彦　85

3. 事業者への意見具申

❾ 面接指導結果報告書の作成

Q34 面接指導結果の報告書や意見書について、事業者への提出に際して労働者本人の同意を得る必要はありますか。また、その報告や意見内容について、人事部門の担当者や職場の上司に説明を行う必要の有無や、どこまで共有して良いものか教えてください。　　　松井　春彦　88

Q35	「報告書・意見書作成マニュアル」の「面接指導結果報告書」例示では、「面接医師判定」に指導の区分（医師判定）を記載して、別途就業区分を記載する形式になっています。総合評価の考え方やステップを教えてください。	土肥誠太郎	90
Q36	面接指導の結果報告書や意見書は、厚生労働省のマニュアルにあるものではなく、オリジナルのものを使って構わないでしょうか。	竹田　透	93
Q37	高ストレス者面接指導の結果の記録は、結果報告書のみを作成すれば良いのでしょうか。それとも、他に面談記録を残したほうが良いのでしょうか。面談記録の記載内容も教えてください。	佐々木規夫	97
Q38	面接指導の結果、上司からのパワーハラスメントの訴えがありました。このような場合の対応方法と、「面接指導結果報告書・意見書」をどのように作成すれば良いのでしょうか。それ以外の対応方法も教えてください。	内田和彦	99

❿ 就業上の措置に係る意見書の作成

Q39	就業区分判定で、就業制限や就業配慮を必要とするようなケースは、どのような場合でしょうか。労働時間を制限する場合、労働時間以外の制限・配慮をする場合に分けて、具体的に教えてください。	河津雄一郎	101
Q40	面接指導の結果、本人のストレス等の要因は就業上の問題ではなく本人のプライベートな問題に起因していましたが、専門医受診が必要な状況です。このような場合、就業上の配慮を事業者に求めることは適当でしょうか。	内田和彦	103
Q41	面接指導の結果、上司との人間関係が本人の大きなストレスになっており、軽度の不眠が出現していました。この事業所では「面接指導結果報告書」や「就業上の措置に係る意見書」は上司にも報告される仕組みになっています。どのように対応すれば良いのでしょうか。	内田和彦	105
Q42	面接指導のみを請け負い、面接指導を行いました。本人が業務内容や職場の人間関係から大きなストレスを受けていて日常生活に影響していることは理解できましたが、具体的な状況を本人が開示しないことと、産業医ではないために職場の状況が十分に理解できません。このような場合、どのような対応を行い、どのような「就業上の措置に係る意見書」を作成すれば良いのでしょうか。	土肥誠太郎	107
Q43	嘱託産業医をしている事業場で高ストレス者の面接指導を実施しました。就業制限が必要と考えますが、労働者が、事業者へ伝えることを含め拒んでいます。どのように対応すれば良いでしょうか。	大崎陽平	109

Q44 ある事業場では嘱託産業医がいますが、高ストレス者の面接指導を外部医師に任せています。その結果として提出された「就業上の措置に係る意見書」の意見は、事業場の実情にそぐわない内容となっていました。そのため、人事担当者から嘱託産業医へ対応を相談されました。このような場合、面接指導を行った医師と直接連携をとることは可能でしょうか。また、「就業上の措置に係る意見書」を変更するにはどのようにすれば良いのでしょうか。どのような点に注意して対応すべきか教えてください。　西埜植規秀　112

⓫ 事業者による就業上の措置の実施

Q45 医師による面接指導後に意見書を発行して、事業者による就業上の措置が実施されています。その後の対応として、いつまで措置が必要なのかなど、再度の面談を事業者は期待しているようです。これは産業医がしても良いものでしょうか。また、何回も面談をすることになるのでしょうか。　岩崎　明夫　114

Q46 高ストレスで面接指導の該当となった社員との医師面接を終えて、「配置転換が望ましい」という就業上の措置に係る意見書を提出したところ、人事部長から「今、配置転換はできない。この意見書は困ります」と言われました。このような場合、どうしたら良いでしょうか。　森口　次郎　117

Q47 事後措置に関して、人事部(事業者)から「面接の詳細を聞かないと、上司への説明もできないし対応できない」と詳細説明を求められましたが、どこまで話せば良いのでしょうか。社員の了解さえあれば、詳細を話して良いのでしょうか。　小川　真規　120

⓬ 衛生委員会等での活用

Q48 衛生委員会で実施者としてストレスチェックの報告を求められました。個人情報の取扱上の注意点を教えてください。　岩崎　明夫　122

Q49 集団分析結果や面接指導で職場のコミュニケーション不足が窺われ、事業場全体での改善が望ましいと考えられる場合、産業医からどのように働きかければ良いでしょうか。　山瀧　一　124

Q50 安全衛生委員会では、ストレスチェックの受検率と面接指導者数を開示しています。しかし、委員からは「もう少し事業所全体に良い効果を与える衛生委員会での討議の方法はないのか」との質問を受けました。どのように対応すれば良いのでしょうか。　土肥誠太郎　127

4. 通常面談

⓭ 通常の産業保健活動の一環としての面談

Q51 面接指導の申出がない高ストレス者に対し、通常の相談として対応する場合の注意点は何でしょうか。　竹田　透　129

Q52	面接指導の希望者は少ないと予想していますが、一般相談は増える可能性があります。産業医契約の中で、一般相談の費用をどのように決めれば良いのでしょうか。また、一般相談でもクリニック等で行うことは可能でしょうか。この場合の注意点もお教えください。	城戸　尚治	131
Q53	ストレスチェックの実施後、医師による面接指導の申出がほとんどないこともあり、高ストレス者に対して、常駐の看護職による一般相談を実施しようと思っています。この場合、気になる人は医師による面接指導に誘導してもらうことは可能でしょうか。可能である場合の注意点があれば教えてください。	岩崎　明夫	133
Q54	ストレスチェックの結果について、医師に相談を希望している労働者が、ストレスチェック結果は会社に知られたくないと言っています。どのように対応すべきでしょうか。	岩崎　明夫	135

5. 法的事項

⓮ 面接指導に関連する法的留意事項

Q55	事業者は、その把握した労働者の健康情報等に基づき、当該労働者に対して不利益な取扱いを行ってはいけないとありますが、具体的にはどのようなことでしょうか。	西園寺直之	137
Q56	産業医が実施者となり、ストレスチェック結果により、労働者のメンタルヘルス上の問題を把握していたにも関わらず、結果提供の同意ないし面接指導の申出がないため事業者に適切な情報提供や助言指導を行えず、その結果、労働者が不調を来たしたという場合の産業医の法的責任はどうなるでしょうか。	西園寺直之	140
Q57	面接指導時の状況から精神科受診は不要と判断しましたが、後にその者が不調を来たした場合、受診勧奨を怠ったなどとして法的責任を問われないかと心配です。面接指導における判断には、どこまでの精度が求められるのでしょうか。	西園寺直之	142
Q58	面接対象者の個性や精神状態は様々であると考えられるため、面接指導における些細な行き違いや思い込みから「担当医の心ない対応で症状が悪化した」等と申告する者が出てくるのではないかと危惧しています。この場合、面接指導担当医の法的責任について何か基準はあるのでしょうか。	西園寺直之	144

6. 面接指導の実際

面接指導例 ①	竹田　透	146
面接指導例 ②	土肥誠太郎	151
面接指導例 ③	鍵本　伸明	156
面接指導例 ④	鍵本　伸明	162

II 知っておきたい基本知識

① 職業性ストレスとストレス関連疾患 …… 井上 幸紀 168
- はじめに ……… 168
- 1. ストレスに関連する様々な病気 ……… 168
- 2. 職業性ストレス理論 ……… 169
- 3. 職場以外の様々なストレス ……… 171
- 4. ストレスチェックで評価できるもの、評価できないもの ……… 174
- おわりに ……… 174

② 精神障害の労災認定 〜業務上・業務以外の心理的負荷の強度 …… 井上 幸紀 176
- はじめに ……… 176
- 1. 安全配慮義務 ……… 176
- 2. 精神障害の労災認定方法の変化 ……… 177
- 3. 心理的負荷による精神的障害の認定基準について(「認定基準」) ……… 178
- おわりに ……… 182

③ うつ病の基礎知識 …… 出口 裕彦 183
- 1. はじめに ……… 183
- 2.「うつ」の分類、うつ病の診断 ……… 183
- 3. うつ病を疑う訴え、症状 ……… 184
- 4. うつ病の治療 ……… 185
- 5. うつ病における寛解、回復 ……… 188
- 6. 飲酒とうつ病 ……… 188
- 7. 双極性障害の可能性 ……… 188
- 8. 新型と呼ばれるうつ病 ……… 189
- 9. 職場におけるうつ病早期発見のポイント ……… 189

④ 事例性と疾病性による問題把握のポイント …… 岩﨑 進一 191
- 症例1 ……… 191
- 症例2 ……… 192
- 1. 専門家でなくても対応が可能になる ……… 193
- 2. 事実に基づくことなので他者に伝えやすい、理解してもらいやすい ……… 194
- 3. 対応者間の評価のばらつきを少なくすることができる ……… 194
- 4. 目標を明確にできる ……… 194
- 5. 客観的な視点を持てる ……… 195
- 6. 病識の有無にかかわらず対応できる ……… 195

⑤ 利活用可能な事業場外資源 ……………………………… 岩﨑 進一 197

1. 公的機関 …………………………………………………………………… 197
1. 都道府県産業保健総合支援センター(全国47都道府県に設置)／2. 地域産業保健センター(全国321カ所に設置)／3. 労災病院(全国34カ所に設置)／4. 中央労働災害防止協会／5. 地域障害者職業センター／6. 厚生労働省のホームページ「こころの耳」

2. 民間機関 …………………………………………………………………… 200
1. 医療機関／2. EAP(Employee Assistance Program:従業員支援システム)／3. 「いのちの電話」

3. 事業場外資源との連携 ………………………………………………… 201

⑥ 睡眠と睡眠衛生教育 ……………………………………… 加藤 憲忠 203

1. 睡眠に関する基礎知識 ………………………………………………… 203
1. 睡眠・覚醒を調節するメカニズム／2. レム睡眠とノンレム睡眠／3. 睡眠の個人差、年代差

2. 睡眠とメンタルヘルスの関係 ………………………………………… 205

3. 高ストレス者への睡眠衛生指導の実際 ……………………………… 208

4. おわりに …………………………………………………………………… 211

編集委員・執筆者一覧 …………………………………………………………… 213

付録CD収録内容

1. ストレスチェック 行政公表資料等
① 労働安全衛生法に基づくストレスチェック制度実施マニュアル(平成28年4月改訂)
② 情報通信機器を用いた面接指導の実施について
③ ストレスチェック制度関係Q&A(平成28年8月30日更新版)
④ 長時間労働者、高ストレス者の面接指導に関する報告書・意見書作成マニュアル
⑤ 「心理的な負担の程度を把握するための検査及び面接指導の実施並びに面接指導結果に基づき事業者が講ずべき措置に関する指針」について(平成27年5月1日付け基発0501第7号)
⑥ 情報通信機器を用いた労働安全衛生法第66条の8第1項及び第66条の10第3項の規定に基づく医師による面接指導の実施について(平成27年9月15日付け基発0915第5号)
⑦ 業務による心理的負荷評価表(別表1)
⑧ 業務以外の心理的負荷評価表(別表2)

2. すぐに使える面接指導関連書式
① 面接指導の勧奨文(例)[「実施マニュアル」59〜60ページ]
② 同意取得書式(例)[「実施マニュアル」108ページ]
③ 面接指導の具体的な進め方と留意点[「実施マニュアル」71〜74ページ]
④ 医師が作成する報告書・意見書の様式(例)[「報告書・意見書作成マニュアル」5〜7ページ]

⑤ 面接指導結果報告書・意見書(例)[④を改変]
　⑥ 面接指導結果通知(本人用)(例)[オリジナル]
　⑦ 労働時間等に関するチェックリスト(例)[「報告書・意見書作成マニュアル」18ページ]
　⑧ 労働時間等に関するチェックリスト(改)[⑦を改変]
　⑨ 労働時間以外の労働に関する負荷要因(例)[「報告書・意見書作成マニュアル」19ページ]
　⑩ 疲労蓄積度のチェックリスト(例)[「報告書・意見書作成マニュアル」20～21ページ]
　⑪ 心身の健康状況、生活状況の把握のためのチェックリスト(例)[「報告書・意見書作成マニュアル」23ページ]
　⑫ 抑うつ症状に関する質問(例)[「報告書・意見書作成マニュアル」25ページ]
　⑬ ストレスチェックに係る医師との契約書例1～4[労働者健康安全機構ホームページより]

3. ストレス関連　教育・研修教材

　① ストレスを知り、ストレスに向き合う ……………………………………… 森口　次郎
　② 上司、同僚のサポートが大事！ ……………………………………………… 森口　次郎
　③ 風通しを良くするコミュニケーションのコツ ……………………………… 竹田　悦子
　④ うつを知り、うつを直そう！ ………………………………………………… 鍵本　伸明
　⑤ 精神科・心療内科ってどんなところ？ ……………………………………… 鍵本　伸明
　⑥ 良く眠れていますか？ ………………………………………………………… 加藤　憲忠
　⑦ しっかり休憩していますか？ ………………………………………………… 加藤　憲忠

ストレスチェック　医師による面接指導の流れ

高ストレス者からの面接指導の申出

1. 総論　Q1〜Q4

2. 面接指導の実施

① 面接指導前の準備　Q5, Q6

② 面接指導の実施　Q7〜Q13

③ 勤務の状況（労働時間、労働時間以外の要因）の確認　Q14〜Q16

④ 心理的な負担（ストレス）の状況の確認　Q17〜Q20

⑤ その他の状況（心身の健康状況、生活状況等）の確認　Q21, Q22

⑥ 総合評価　Q23〜Q25

⑦ 労働者への指導　Q26〜Q30

⑧ 必要に応じ相談機関、専門医へ紹介　Q31〜Q33

※面接は、必要に応じ複数回にわたることも想定されます。

3. 事業者への意見具申

⑨ 面接指導結果報告書の作成　Q34〜Q38

⑩ 就業上の措置に係る意見書の作成　Q39〜Q44

⑪ 事業者による就業上の措置の実施　Q45〜Q47

⑫ 衛生委員会等での活用　Q48〜Q50

4. 通常面談

⑬ 通常の産業保健活動の一環としての面談　Q51〜Q54

5. 法的事項

⑭ 面接指導に関連する法的留意事項　Q55〜Q58

I

面接指導のQ&A

I 面接指導のQ&A

1. 総論－面接指導を行うにあたって

産業医が職域で行う面接指導や健康相談について、診療や地域で行う健康相談と比べた場合、その違いや特徴について教えてください。

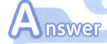

> **Point!**
> 産業医が行う面接指導や健康相談は、労働者の健康問題の解決だけではなく、会社の安全配慮義務を果たす上で、就業配慮の要否について判断をする必要もあります。そのためには、健康と労働の調和という産業医独自の視点をもったアプローチが必要になります。

　患者として病院に診療を受けに訪れる際には、自覚症状があったり健康診断で異常があったりと、自ら健康上の問題を改善したい、解決したいという思いをもっています。また、地方自治体などが住民向けに行う健康相談の場でも、来談者は自主的に相談を受けに訪れてアドバイスを受けようとしています。一方、産業保健の場における面接指導や健康相談の場合は、労働者が自ら望んで相談を受けに訪れる場合もありますが、会社・上司の指示があったため、指示に従う形で来談することも少なくありません。例えば、過重労働の面接指導の対象者は、労働安全衛生法上は「週40時間を超える労働が1月当たり100時間を超え、かつ、疲労の蓄積が認められるときは、労働者の申出を受けて」面接指導を行うことが事業者の義務とされていますが、多くの事業場では努力義務の範囲の時間外労働も含める形で、一定の時間外労働があると本人の申出がなくても面接指導を受けることをルール化しています。また、健康診断の結果で産業医や保健師に呼び出され、健康上の問題があるという自覚がないまま保健指導を受けるケースも少なくありません。このように、産業医が行う面接指導や健康相談と診療や地域の健康相談とは、面接指導や健康相談に訪れる労働者の自主性に大きな差があるため、来談者に健康上の問題を理解してもらい、その対処行動を実践してもらうようなアプローチに工夫と技術を要します。この点は、特定保健指導において積極的支援や動機付け支援を行う際と同様です。

　以上のような、来談者の自主性の違いに加え、産業保健活動の目的（表1）と産業医の役割（表2）に沿うアプローチが求められます。職業病や作業関連疾患を予防すること、すなわち労働者が業務を行うこと（業務による負荷や職場環境）によって健康障害を起こさないようにすることが、産業保健活動の目的としても産業医の役割としても基本となります。そのため産業医は、面接指導や健康相談において、①労働者の健康状態を評価し、②業務負荷の軽減を図るか否か就業配慮の要否と必要な場合はその内容を判断し、必要に応じ③専門医等への受診勧奨を行い、④セルフケアへのアドバイスを行うとともに、⑤職場環境の評価や改善のアプローチを行うことが必要となります。これらのことは、診療や地域の健康相談とは異なる産業保健活動の大きな

特徴です。

　なお、本書にてストレスチェックの面接指導について種々の解説をしますが、前述の職域における面談・面接とは異なり、面接指導における来談者は、「自ら申出て」面接指導を受けたり、健康相談を希望したりする労働者です。そのため問題意識が明確である一方で、面接指導に対する期待も大きいと考えられます。来談者の問題を解決する方向性を、セルフケアの手法を伝えるとともに就業配慮や職場環境改善の検討を含めて示すことが求められるのが、ストレスチェックにおける面接指導の特徴と言えるでしょう。

表1　産業保健活動の目的

1. 労働者に、業務による健康障害が発生することを予防する（職業病・作業関連疾患の予防）
2. 労働者の健康状態に合わせた配置を行うことにより、健康状態の悪化を予防する（適正配置・治療と職業生活の両立支援）
3. 労働者の健康増進を図ることで、労働者が安全で健康に業務を行えることに加え、生産性の向上に寄与する

表2　産業医の役割

1	就業に関する判断（就業区分判定）	・適正配置、治療と職業生活の両立支援
2	健康障害リスクの評価	・労働者の評価（定期健康診断、特殊健康診断） ・作業や作業環境の評価（作業環境測定、職場巡視）
3	健康障害要因への予防的アプローチ	・生活習慣病等の疾病予防（労働者への保健指導、健康教育） ・危険有害要因による職業病・作業関連疾患の予防（作業・作業環境の改善、保護具の適正な使用）
4	労働・健康へのポジティブなアプローチ	・就業能力、健康の回復（向上）の支援、維持向上

（竹田　透）

Q2 ストレチェックの事後措置において、産業医に期待される役割はどのようなものでしょうか。

Answer

Point!

ストレスチェックの事後措置には、医学的な面からは高ストレス者への面接指導、一般健康相談における相談対応、集団分析結果についての助言指導やこれらを活用したメンタルヘルス対策の実践があります。また、結果の保存や事業者が監督署へ提出する結果報告書などにも関与します。

産業医に期待される役割は、様々な産業医の活動に共通しており、Q1の表2に示す産業医の役割の中で該当する項目を実践することで、Q1の表1にある産業保健活動の目的を果たすことになります。ストレスチェックの事後措置においては、面接指導を実施することにより、①面接により労働者の健康状態の評価を行い、②セルフケアについての指導を行うことによる予防的なアプローチとともに、③就業区分判定を行うこと、が産業医の役割の中心となります。労働者の健康状態が治療を要する場合や専門医による診察を受ける必要があると判断した場合には、受診勧奨を行います。セルフケアの指導は、高ストレス状態にある労働者がメンタルヘルス不調に陥らないために必要と考えられる指導を行いますが、ここは産業医のみが担うのではなく、看護職や心理職と連携を取って実施することも一つの方法です。そして、面接指導の結果報告書・意見書を作成して、現状どおり就業して構わないか、あるいは就業を制限したり休業したりする必要はあるか、という就業に関する意見を事業者に伝えます。その際、就業配慮の意見のみではなく、職場環境改善について意見を述べる必要があれば、あわせて実施します。ただし、面接指導の結果のみで職場環境を把握することは難しく、職場巡視によって得られる情報や後述する集団分析の結果等をあわせて評価した上で、職場の管理者や人事総務部門の担当者とよく話し合った上で行うことが望まれます。これらの対応とともに、来談者の相談の希望に対し、問題解決の方向性を示すことが期待されています。

面接指導の申出を行わない高ストレス者への対応の一つに、一般健康相談による対応があります。面接指導の申出を行うと、ストレスチェックの結果を事業者に提供することに同意をしたとみなされるため、自身が高ストレスであることが分かってしまうことや、ストレスチェックの結果を会社に知られることを避けたいと考え、申出を行わないことも考えられます。さらに、高ストレスと判定されなかったとしても、ストレスチェックの結果で相談を希望する労働者への対応も必要です。通常の産業保健活動において、産業医をはじめとした産業保健スタッフによる健康相談を実施していると、高ストレス者もストレスチェックの結果を事業者に知られることなく事業場内で相談を受けることが可能となり、高ストレス者が医療にアクセスするハー

ドルを下げることにつながります。この相談は、面接指導とは異なりますので、医師以外の産業保健スタッフが行うことも可能ですが、労働者の健康状態によっては、受診勧奨や就業配慮が必要な場合がありますので、産業医が中心となって看護職や心理職と連携を取りながら進めていく必要があります。

　個人への対応のほかに、事業場のストレスチェック結果の集団分析結果の活用も、産業医が積極的に関与したい事項です。集団分析と職場環境改善は、労働安全衛生法上は努力義務の位置づけですが、これを行うことが職場におけるストレス要因への積極的なアプローチにつながります。集団分析結果の評価方法やその意味について、事業者や職場の管理者に正しく理解してもらうためには、医学の専門家の関与が望まれます。さらに、職場環境改善の実践に産業医が関与できると、その改善効果がより高くなるでしょう。面接指導の実施など優先しなければいけない事項がありますが、今後毎年続けていくストレスチェックを有効に活用するには、段階的に職場環境改善の実践にかける時間を増やしていくことが望まれます。

　なお、年に1回、事業場がストレスチェックの結果を集計して労働基準監督署に報告を行う際には、産業医が記名捺印を行う必要があります。書類の作成は事後措置としては事務的な内容ですが、結果報告書の内容を衛生委員会で報告し、産業医の立場からコメントすることも有効です。

表　ストレスチェック事後措置における産業医の役割

- 面接指導
  - 労働者の健康状態の評価
  - セルフケアの指導
  - 就業区分判定
- 一般健康相談における対応
- 集団分析と職場環境改善
- 労働基準監督署に提出する結果報告書作成（内容の確認と記名捺印）

（竹田　透）

I 面接指導のQ&A

Q3 嘱託産業医が面接指導を請け負うにあたって、どのような契約を事業者と取り交わすことが適切でしょうか。また、費用面の指標等があれば教えてください。

Answer

Point!

面接指導を請け負うにあたっての、契約上の取扱いや費用に関する明確な決まりはありません。面接指導を行うにあたっては、具体的な実施方法を含め、事前に事業者と十分協議し、現在の産業医契約の見直しやストレスチェック関連業務に関する新規契約を取り交わすことが望ましいでしょう。

　嘱託産業医が、ストレスチェックに係る高ストレス者に対する面接指導業務を請け負うにあたって、契約に関する明確な決まりはありません。

　ただし、事業場のストレスチェック制度実施に伴い、新たな産業医職務の追加、実施者（実施代表者・共同実施者）としての選任、実施事務業務の請負、高ストレス者に対する面接指導等が発生する場合には、事前に事業者と十分協議し、現在の産業医契約の見直しやストレスチェック関連業務に関する新規契約を取り交わすことが望ましいでしょう。

　契約に際しては、業務内容、報酬、契約期間、事故等の補償、責任の所在、契約の解除、守秘義務、契約に定めのない事項の取扱い等について取り決めを行うことが一般的のようです。地域の医師会や関係団体等で契約のモデル様式を示しているところもあります。図は、労働者健康安全機構の「「ストレスチェック」実施促進のための助成金の手引(平成30年度版)」に示された契約書例ですが、同手引には関わり方別に、このほかに3つの契約書例が示されています（巻末CDに収録）。

　産業医は、実施者や面接指導医師として、ストレスチェック制度の中で中心的な役割を担うことが社会的に期待されていますが、複雑でわかりにくい制度や責任問題を懸念し、同制度への関与に消極的な産業医も少なくないと言われています。

　嘱託産業医としては、実施者業務、面接指導業務、個人情報の取扱い等について、契約内容を十分確認するとともに、万が一事故やトラブルが発生した際の対処や責任についても事業者とよく相談し、実施者及び面接指導医師として安心して同制度に関わることができるように理解と協力を得ることが必要です。

　面接指導等のストレスチェック関連業務に関する報酬や費用について、特に公的な標準額は示されていません。業務量や業務範囲、執務時間、地域特性等に応じて事業者と協議し調整することになります。

　日本医師会が、ストレスチェック制度開始にあたって事前（平成27年）に実施したアンケート

調査では、制度導入に伴い現在の産業医契約から月額1～3万円の増額を求める意見が多く見られました(表)。

また、厚生労働省の産業保健活動総合支援事業である従業員数50人未満の事業場を対象とした「ストレスチェック実施促進のための助成金制度」では、独立行政法人労働者健康安全機構を通じて、ストレスチェックの実施について1従業員あたり500円、ストレスチェック後の面接指導について産業医1回の活動につき21,500円を上限として助成金が支給されることになっていますので、これらの資料を参考に事業者と相談することもひとつの例として考えられます。

図　ストレスチェックに係る医師との契約書(例)
　　…ストレスチェックの実施およびその他の医師による活動についても医師がすべて行う場合

ストレスチェックに係る医師との契約書(例)

　　○○○事業者(以下「甲」という。)と○○○医師(以下「乙」という。)とは、甲の従業員に実施するストレスチェックに関する業務について次のとおり契約を締結する。

(業務内容)
第1条　乙は、甲の従業員に対し、次の各号に挙げる業務を行うものとする。
　　　(1)ストレスチェックの実施
　　　(2)ストレスチェック実施後の面接指導の実施
　　　(3)面接指導の結果についての事業主への意見陳述

(報酬)
第2条　乙が本契約に基づいて行った業務に関し、甲が支払う報酬の額は、ストレスチェック実施に係る費用として1人あたり○○○円、医師による活動1回につき○○○○円とする。
　　2　甲は、業務完了後、○日以内に乙の指定する口座に報酬を支払うものとする。

(責任の所在)
第3条　乙が本契約に定める業務を遂行中に受けた物的及び人的事故は、甲の責任とする。
　　　　ただし、乙の故意又は重大な過失によるものは、この限りではない。

(契約の期間)
第4条　本契約の期間は、平成○年○月○日から平成○年○月○日までとする。

(解除等)
第5条　甲、乙のいずれか一方の都合により、本契約を改定又は解除する場合は、事実発生の1か月前までに書面をもって相手方に通知するものとする。

(守秘義務)
第6条　乙は、本契約に定める業務を遂行上知り得た甲の秘密に関する事項を他に漏らしてはならない。本契約が終了し、又は解除された後においても同様とする。

(契約に定めのない事項)
第7条　本契約に定めのない事項については、甲、乙協議の上、これを定める。

　　　　本契約を証するため、本書2通を作成し、両者記名押印の上、甲、乙、それぞれ1通を保有する。

　　平成○年○月○日　　　　　　　　　　　　　甲　○○県○○市○○町○○番○号
　　　　　　　　　　　　　　　　　　　　　　　　　○○株式会社
　　　　　　　　　　　　　　　　　　　　　　　　　代表取締役　○○　○○　㊞

　　　　　　　　　　　　　　　　　　　　　　　乙　○○県○○市○○町○○番○号
　　　　　　　　　　　　　　　　　　　　　　　　　医師　○○　○○　㊞

※この契約書は一例ですので、それぞれの事業場の実情に合わせて作成してください。ただし、ストレスチェック実施促進のための助成金を受給するためには、第1条(2)の業務は必ず必要になります。
(労働者健康安全機構「「ストレスチェック」実施促進のための助成金の手引(平成30年度版)」より)

表　ストレスチェック制度に関して産業医契約を見直す場合の増額

増額が必要な金額（月額）	回答数
～1万円未満	9
1万円～2万円未満	57
2万円～3万円未満	58
3万円～5万円未満	42
5万円～10万円未満	57
10万円～15万円未満	42
15万円～20万円未満	3
20万円以上	11
回答なし	385
合　計	664

資料：日本医師会調べ：平成27年

（城戸　尚治）

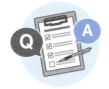

1. 総論－面接指導を行うにあたって：Q4

面接指導を自分のクリニックで行う予定ですが、どのような点に注意すれば良いでしょうか。また、この場合の勤務時間の取扱いや面接に来る方の交通費等の取扱いについて事業者に対してどのように助言するのが適切でしょうか。

Answer

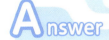

事業場外での面接実施となるので、ストレスチェック結果や勤務の状況などの情報を事前に会社から取得したり、当日に本人に持参してもらう必要があります。

面接指導に要する費用は保険診療扱いにはできず、事業者負担となりますので、事前に会社と面接料金等を決めておくと良いでしょう。労働者が面接指導に要した時間に対する賃金の支払いや、クリニックまでの交通費は労使協議で決めることですが、事業者は勤務として取り扱って対応することが望ましいとされています。

1. 事前の準備

ストレスチェックの面接指導を自分のクリニック内で行うことは、事業場に訪問せずとも対象者が来院してきてくれるので時間を有効に節約でき、事業場から離れて面接指導を行うことで守秘を守りやすく、労働者にとっても会社の人に見られずに相談できるというメリットがあると考えられます。一方で、事業場外で実施するため、事業場からの情報が取得しにくく、人事総務などとの連携が密には取りづらく、面接後のフォロー面談の設定が難しいなどのデメリットがあります。そのため、クリニックで面接指導を行う際には、ストレスチェック結果や勤務の状況などの情報を事前に事業者から取得しておいたり、当日に本人に持参してもらうように手配しておく必要があります。できるだけ事前に必要情報を取り寄せ、目を通しておくほうが良い面接指導ができるでしょう。

2. 費用に関すること

労働安全衛生法に基づくストレスチェック後の面接指導は、保険診療扱いにはできません。面接指導については、法で事業者に実施義務を課していますので、面接にかかる費用は全額事業者が負担すべきものとされています（「実施マニュアル」67ページ及び「行政Q&A」）。そのため、面接指導を受けた個人の費用負担にはしないようにしましょう（一時的な個人立て替えは除く）。また、トラブルを避けるために、クリニックで行う面接指導に要する料金は事前に事業者と決めておくと良いでしょう。料金の決め方は、面談一人実施するごとの定額料金とするのか、面談時間ごとの料金設定（例えば、15分ごとに〇円や30分ごとに△円など）とする方法があります。料金に関する基準はありませんので、医師会などから情報を得て、検討すると良いでしょう。ま

た、面接後に発行する報告書・意見書の文書作成料とそれに要する時間についても、面接費用の中に含めて請求するのか、書類の発行件数や記載に要した時間に応じて料金請求するのかを事前に事業者と決めておきます。

　なお、労働者が外部のクリニックを訪問して医師の面接指導を受けることは、通常より多くの職務離脱時間の発生が想定されます。ストレスチェックや面接指導を受けるために要した時間に対する賃金の支払いについては、労使で協議して決めることですが、労働者の健康を確保することは事業の円滑な運営に不可欠な条件であることを考えると、賃金を支払うことが望ましいと考えられています。これは一般健診の受診に要した時間の賃金の支払いと同様の考え方です（「行政Q&A」）。クリニックの往復に要する交通費についても同様に、事業者の責務として医師の面接指導を受けさせることを考えると、交通費も事業者負担であることが望ましいと考えられます。また、労使協議をしなくても、外部のクリニックで面接指導を受けに行くことを、「出張扱い」や「教育研修の受講扱い」というような既存の社内ルールに準用しても良いでしょう。

費　　用	負担者
ストレスチェックの面接費用	事業者負担
ストレスチェック後の報告書・意見書の発行	事業者負担
面接に要した時間（賃金の支払い）	労使協議によるが事業者負担が望ましい
クリニックまでの労働者の交通費	労使協議によるが事業者負担が望ましい
クリニックで面接指導以外に、あらためて診療や投薬を行った	個人負担（通常の保険診療扱い）

3. 面接指導と保険診療の区分け

　面接指導を行っている中で、対象者の体調不良が懸念される症状の訴えがあるかもしれません。精神科的対応は専門家に紹介するとしても、プライマリケアとして睡眠導入薬などの投薬が必要と考えられる場合も出てくる可能性があります。その際には、面接指導は保険診療にはなりませんので、面接指導の医師とは立ち場を切り替えて、改めて診療の場として設定し、診療医師として健康保険を使った通常の診療を行うようにします。

4. 面接指導後の対応

　ストレスチェックに関する面接指導の後は、30日以内に事業者に報告をすることが必要ですので、事業者宛に面接指導結果の報告書・意見書をどのような手段で届ければ良いかを事前に確認しておきます。例えば、報告書・意見書を封書として労働者に手渡したり、事業者宛に直接郵送する等の手段で、ストレスチェックの実施事務従事者等に書類を届けます。

　また、外部の医師としてクリニックにて面接指導を行った際に、事業場の産業医と連携を取りたい場合には、労働者の健康を確保するために必要な範囲で、労働者の同意を取得した上で、事業場の産業医等に対して加工前の情報または詳細な医学的情報を提供することができるとされています（「指針」15ページ）。

（坂本　宣明）

2. 面接指導の実施
❶ 面接指導前の準備

面接指導を行う前に、確認しておく事項や準備しておく必要がある物はありますか。全体に関わる事柄、事業者（事業場担当者）への確認、本人への確認に分けてご教示ください。

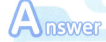

> **Point!**
> 面接を実施する方法、場所の確認を行うとともに、面接指導の実施に先立って、事業者や本人から労働者の属性、ストレスチェックの結果、チェック実施前1か月間の労働状況、定期健康診断の結果、職場環境などについて確認します。ストレスチェックの結果と乖離がないかを事前に確認しておくことで、面接指導が効率良く実施できます。

まず面接指導を行うにあたり、多くは対面式と思われますので、事業場担当者に面接に適した場所が確保されているかを事前に確認しておく必要があります。周囲の目を気にせず、リラックスして面接を受けることができる場所が適切で、このような場所が確保されていないようでしたら、事業者に確保してくれるよう依頼しましょう。小規模事業場では個室の確保が難しいこともありますが、パーテーションの利用や面接内容が周囲に聞こえないよう場所を工夫するなど、配慮がなされるよう働きかけてください。貸会議室や、自らのクリニックやオフィスで実施しても良いでしょう。

また、情報通信機器（ICT）を活用することに合理的な理由がある場合など一定の条件を満たした場合、事業者の判断でICTを活用した面接指導を実施することも可能とされています。そのような面接の場合でも他人の目に触れず、声が周囲に聞こえない場所の確保が必要です。しかし、対面での面接指導のほうが表情、目線、身なり、しぐさ、声のトーン、雰囲気などに直接触れることができ、画面を通してよりもはるかに多くの情報量が得られるため、極力対面式での実施を勧めたいものです。

次に実際の面接指導についてですが、労働安全衛生規則第52条の17の規定に基づき、面接指導を実施する医師は、面接指導において次に掲げる事項について確認するものとされています。

① 当該労働者の勤務の状況（職場における当該労働者の心理的な負担の原因及び職場における他の労働者による当該労働者への支援の状況を含む。）
② 当該労働者の心理的な負担の状況
③ ②のほか、当該労働者の心身の状況

面接指導ではこれらを限られた時間でスムーズに把握する必要があるため、事業者、本人からあらかじめ情報を収集しておくことで円滑な面接指導につながります。

事業者(特に人事・労務担当者)へは、以下の項目を中心に事前に情報収集します。
- 対象となる労働者の氏名、性別、年齢、所属する事業場名、部署、役職等
- ストレスチェックの結果(個人のストレスプロフィール等)
- ストレスチェックを実施する直前1か月間の、労働時間(時間外・休日労働時間を含む)、労働日数、業務内容(特に責任の重さなどを含む)等
- 定期健康診断やその他の健康診断の結果
- ストレスチェックの実施時期が繁忙期または比較的閑散期であったかどうか
- 職場巡視における職場環境の状況

また、事業者が持っている情報と実態が異なることも多々あることから本人からも、
- ストレスチェックを実施する直前1か月間の、労働時間(時間外・休日労働時間を含む)、労働日数、業務内容(特に責任の重さなどを含む)等
- ストレスチェックの実施時期が繁忙期または比較的閑散期であったかどうか

に関しての情報も収集しておくと良いでしょう。

　ストレスチェックの結果とその他の情報から、両者に整合性、乖離があるかどうかを見ます。これらを事前に確認しておくことでスムーズな面接指導につながります。
　面接指導での確認項目②(心理的な負担の状況)については、特に、抑うつ症状、うつ病等の可能性を評価しますが、うつ病等の診断を行うものではありません。しかし専門医療機関への受診勧奨の要否を判定する必要があるため、その判断の補助としてCES-D(26ページ参照)などのうつ病のスクリーニング検査や構造化面接法(Q20参照)などを用意しておき、必要に応じて実施することで判断の一助となるでしょう。

確認しておくべき事項	全体的なこと	・面接指導の方法、適切な場所の確保
	事業者への確認	・対象となる労働者の氏名、性別、年齢、所属する事業場名、部署、役職等 ・ストレスチェックの結果(個人のストレスプロフィール等) ・ストレスチェックを実施する直前1か月間の、労働時間(時間外・休日労働時間を含む)、労働日数、業務内容(特に責任の重さなどを含む)等 ・定期健康診断やその他の健康診断の結果 ・ストレスチェックの実施時期が繁忙期または比較的閑散期であったかどうかの情報 ・職場巡視における職場環境の状況に関する情報
	本人への確認	・ストレスチェックを実施する直前1か月間の、労働時間(時間外・休日労働時間を含む)、労働日数、業務内容(特に責任の重さなどを含む)等 ・ストレスチェックの実施時期が繁忙期または比較的閑散期であったかどうかの情報
準備しておくと便利なもの		・うつ病等のスクリーニング検査

(小川　真規)

Q6

嘱託産業医をしています。自分が産業医をしていない事業場から、嘱託産業医の先生が面接指導を行ってくれないので、面接指導のみを請け負ってほしいとの要望があり、請け負いました。このような場合、対象者の方の状況が良く分からないのですが、対象者の情報を詳しく知るにはどうしたら良いのでしょうか。

Answer

Point!

産業医を含めた事業者より、既に収集されて整理されている情報(労働時間など、長時間労働に伴う面接指導の結果、健康診断結果、就業上の措置など)、及び面接指導のために整理した情報(心身の健康状況、生活状況など)を提供してもらうこと、さらに、面接指導の事前準備として本人の疲労状況などについての調査票に記入してもらうことが適切と考えます。産業医が日常の産業医業務から把握している情報の内で、開示可能な情報を、事業者を通じて入手するなどの方法があります。

1. 労働時間や業務内容に関する情報

労働時間や業務内容に関する情報は、労働の負担を推測する上で重要な情報であり、事業者から提供された情報をもとに、面接指導時に内容を確認することが重要です。利用可能な書式としては、厚生労働省の「報告書・意見書作成マニュアル」の18ページにある「(1)労働時間等に関するチェックリスト(例)」(巻末CDに収録)を活用することが考えられます。しかし、この書式は面接指導前1か月のことを中心に記載する書式ですので、これを改変した別添資料「労働時間等に関するチェックリスト(改)」(図1、巻末CDに収録)のように、面接指導前6か月間の残業時間や労働日数を付記してもらうほうが適切ではないかと考えます。また、この書式の「③業務内容(責任性などを含む)、上司からの情報」は、「(2)労働時間以外の労働に関する負荷要因(例)」(図2、巻末CDに収録)などをもとに事業者にきちんと記入してもらうことが大切です。

また、長時間労働に基づく面接指導に関する報告等が事業者に書面で行われている場合は、参考にするため、その書面の提出を求めることも適切です。

2. 産業医からの開示可能な情報の入手

対象者の事業所では産業医が選任されているので、産業医から事業者を通じて本人の情報を入手することも重要です。開示できる範囲は産業医の裁量に委ねられますが、職場で本人を見ている産業医が適切な情報を開示することにより、就業上の措置などの意見を述べる際に参考になります。別添資料(労働時間等に関するチェックリスト(改))に記載したように、1.過去の

長時間労働に基づく面接指導の結果のまとめ、2.産業医業務から捉えた本人の状況、3.その他の特記事項（就業上の措置やその原因となった疾病など）などを産業医から伝えてもらうことが適切と考えます。

3. 心身の健康状況、生活状況など

　現時点での心身の健康状況、生活状況などをあらためて把握する目的で、「報告書・意見書作成マニュアル」の23ページにある「(5)心身の健康状況、生活状況の把握のためのチェックリスト（例）」（巻末CDに収録）の内、血圧と脈拍及び理学的・神経学的所見を除き、事前に対象者に記載させ面接指導時に持参してもらうことにより、現在の本人の状況の把握に役立ちます。

4. 疲労等の蓄積状況など

　疲労等の蓄積状況などを評価するためには、「報告書・意見書作成マニュアル」の20ページにある「(3)疲労蓄積度のチェックリスト（例）」（巻末CDに収録）が参考になります。また、このチェックリストは、長時間労働に基づく面接指導で使用されている場合には、過去のものと比較することにより、疲労等の蓄積状況の変化を知ることができるので重要な情報になると考えます。

（土肥　誠太郎）

2. 面接指導の実施　❶ 面接指導前の準備：Q6

図1　労働時間等に関するチェックリスト（改）

労働時間等に関するチェックリスト（改）　高ストレス者向け面接指導の対象者

・あらかじめ事業者（人事・労務担当者）に記入してもらいます。

1　氏　名　　　　　　　　　性別　□男　□女　　年齢　　　歳
2　所属事業場名・部署　　　　　　　　　　役職
3　雇用形態　　□正社員　□契約社員・パートタイム等　□派遣労働者
4　労働時間制等　□変形労働時間制または裁量労働制の適用
　　　　　　　　（該当項目をチェック）

上記に該当の場合、以下についても該当事項をチェック
　□時間外・休日労働時間が月100時間超の申し出者
　□時間外・休日労働時間が月80時間超の申し出者
　□会社または事業場の基準該当者
　　□時間外・休日労働時間が月100時間超の者、　□時間外・休日労働時間が月80時間超の者
　　□時間外・休日労働時間が月45時間超の者
　□その他の者：
□過去の面接指導（　□なし　・　□あり　・　過去の指導年月　　　年　　月　）

前1か月間について

　　　　年　　月　　日　～　　　月　　日

①労働時間等　　総労働時間（実績）　　　　　時間/月
　　　　　　　　時間外・休日労働時間　　　　時間/月
　　　　　　　　通勤時間（片道）　　時間　　　分
②労働日数等　　総労働日数（実績）　　　　　日/月
　　　　　　　　所定休日数　　　　　　　　　日/月
　　　　　　　　有給休暇・欠勤日数　　　　　日/月
③業務内容（責任性などを含む）、上司からの情報

前2～6か月間の残業等の概要

	月	月	月	月	月
時間外・休日労働時間（時間/月）					
総労働時間（日/月）					
有給休暇・欠勤日数（日/月）					

・開示できる情報をあらかじめ産業医に記入してもらいます。
（面接指導を行う医師と産業医が異なる場合）

1. 過去の長時間労働に基づく面接指導の結果のまとめ

2. 産業医業務から捉えた本人の状況

3. その他の特記事項（就業上の措置やその原因となった疾病など）

図2 （2）労働時間以外の労働に関する負荷要因（例）

（2）労働時間以外の労働に関する負荷要因（例）

・労働時間以外の負荷要因について、下記を参考に人事・労務担当者からの情報収集や労働者からの聞き取りを行います。

就労態様		負荷の程度を評価する視点
不規則な勤務 （トラック運転手、警備員、医療スタッフ、記者など）		予定された業務スケジュールの変更の頻度・程度、事前の通知状況、予測の度合、業務内容の変更の程度等
拘束時間の長い勤務		拘束時間数、実労働時間数、労働密度（実作業時間と手待時間との割合等）、業務内容、休憩・仮眠時間数、休憩・仮眠施設の状況（広さ、空調、騒音等）等
出張の多い業務		出張中の業務内容、出張（特に時差のある海外出張）頻度、交通手段、移動時間及び移動時間中の状況、宿泊の有無、宿泊施設の状況、出張中における睡眠を含む休憩・休息の状況、出張による疲労の回復状況等
交替制勤務・深夜勤務		勤務シフトの変更の度合、勤務と次の勤務までの時間、交替制勤務における深夜時間帯の頻度等
人間関係のストレスが多い業務		労働者のストレスの内容の中で最も多い回答項目であるが、自分が感じている具体的内容を聞く。
作業環境	温度環境	寒冷の程度、防寒衣類の着用の状況、一連続作業時間中の採暖の状況、暑熱と寒冷との交互のばく露の状況、激しい温度差がある場所への出入りの頻度等
	騒音	おおむね80dBを超える騒音の程度、そのばく露時間・期間、防音保護具の着用の状況等
	時差	5時間を超える時差の程度、時差を伴う移動の頻度等
精神的緊張を伴う業務		【日常的に精神的緊張を伴う業務】 　業務量、就労期間、経験、適応能力、会社の支援等 【発症に近接した時期における精神的緊張を伴う業務に関連する出来事】 　出来事（事故、事件等）の大きさ、損害の程度等

（平成13年　脳・心臓疾患の認定基準に関する専門検討会報告書を改変）

❷ 面接指導の実施

面接指導は、どのような手順で進めたら良いでしょうか。

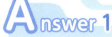

Point!

　面接指導では、ストレスチェックの結果を精査し、ストレスの要因について聴取して、対応を検討することが求められます(「実施マニュアル」67ページ)。当然のことながら、ストレス要因としては業務外のものも想定されますが、基本的には業務上でストレス要因があることを想定して、職場におけるストレス要因の詳細を把握し、可能な対応を考えることになります。

　面接にあたっては、ストレスチェック結果に加えて以下の項目を確認します。

1. 勤務の状況

　面接に先立って、衛生管理者等から業務の内容や繁閑の状況、残業時間、出張による身体的な負担の有無などを聴取しておきます。あわせてストレス要因となりうる職場の人間関係や、業務内容の変化、職位や役割の変化の有無についても確認しておきます。職場巡視での職場環境に関する情報も参考になります。聴取した情報をもとに、ストレスチェックの項目に目を通しながら勤務の状況について詳細を確認していきます。例えば、仕事の量や裁量度における負担、周囲のサポート不足の訴えなどがあれば、その点に着目して聴取します。着眼点については、「報告書・意見書作成マニュアル」19ページの労働時間以外の労働に関する負荷要因の例を参考にすると良いでしょう。

2. 心理的な負担

　心理的な負担によって、どのようなストレス反応が出現しているのかを、ストレスチェックの項目を活用しながら確認します。それぞれの症状が、就業や生活に対しどのような影響をどの程度及ぼしているのかも、併せて確認します。この時点で、欠勤しがちである、あるいは作業に集中できないなど、就業に支障を来たしていると判断される場合には、精神科及び心療内科等の専門医に紹介することが必要となるケースがあります。

3. その他の心身の状況

　定期健康診断やその他の健康診断の結果のほか、現在の生活状況を確認します。

　上記の1～3で得られた情報を総合して、本人の健康状態を評価し、専門医療機関への受診勧

奨の要否を判定します。受診が必要でないと判断した場合にも、セルフケアやストレス対処法について、必要に応じて助言・指導します。職場内環境がストレス反応の原因となっている場合には、その原因を特定して、就業上の意見を述べます。

　勤務状況に関するヒアリングは、衛生管理者等に事前に所定の用紙に記載しておいてもらうことで時間の短縮が可能ですし、対象者に面接前に、生活状況や気になっていることなどを記載してもらうようなフォーマットを用意することも役立つでしょう。また、面接における聴取では、ストレスチェックで得られた、ストレスの原因と考えられる因子に着目して、ポイントを絞ることが大切になります。このように実施方法を工夫しても1回では指導が完結しない場合も少なからず想定されますので、複数回の面接指導となる場合の労務上の扱いについて、職場であらかじめ取り決めておいてもらうことも必要でしょう。

　職場内環境がストレス要因と考えられる場合については、聴取内容の中で強調されていたことや、ストレス反応が出現しやすい場面などに着目して、特に本人がストレスを感じている要因と考えられるものを意見書に記載します。本人に対して「仕事において、ここが改善すれば、あるいは、これさえなければ何とかやっていけそうと感じるようなことがあるか」を聞くと、ストレス要因を絞り込むのに有用な回答が得られることがあります。

　原因の中には、職場全体の業務遂行方法の問題や、人手に関することなど、個人や上司だけでは対応困難なものもあります。そのような場合、ストレスチェック後の面接結果報告として事業者に意見を伝えた上で、それ以外の場面で同様の事案をまとめて組織長等に提言することにより、全体的な職場環境の改善を促すことが必要となるケースもあります

　ストレスチェック制度は、業務負荷の偏りや人間関係の問題、職場のハラスメントなどによってストレス反応を来たした場合を想定して、仕事に関わるストレスを低減するための試みです。しかしながら実際運用した際には、発達障害やパーソナリティー障害、あるいは職務遂行能力不足を背景とした適応障害の事例が少なからず抽出されることが想定されます。そのようなケースでは、本人の言い分と職場の受け止め方に乖離がある場合がありますので、両者の話を聴取しながら、専門医への受診勧奨も含め現実的なストレス軽減策を検討することになります。

　面接後には、就業上の意見がどのように反映されたのかを職場から確認するとともに、本人と面接して実施された配慮がストレス軽減につながったのか、及びストレス反応が軽減しているのかを確認します。また、受診を勧奨した場合には、主治医からの指導事項や治療状況も確認します。これらの情報を踏まえて、本人や職場への指導事項を修正しながら経過観察していきます。

（木村　朋子）

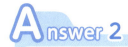

Answer 2

Point!

基本的な流れとして、まずは面接指導のための事前準備を行った上で、面接指導に関する説明・確認等を行います。次に「勤務の状況」、「心理的な負担の状況」、「その他の心身の状況」などストレス状況等の確認を行います。確認後、この面接による評価を踏まえて本人への指導・助言を行うとともに、就業上の措置に関する意見書の提出を行います。その際、事業者への意見について本人の同意を得るようにします。面接指導後は、医療機関（主治医）との連携や、産業保健スタッフや総務・人事担当者によるフォローアップについても助言し、引き続き経過を見守ることになります。

Ⅰ 面接指導の事前準備

具体的にはQ5、Q6で準備したデータを手元に置いて、名前と本人が一致しているかどうかをまず確認します。

次に、面接者に自己紹介と今回の面接指導の目的を説明する必要があります。面接指導医としてこのストレスチェック制度でどのような役割を担っているか、また通常は産業医として当該事業所に来所する頻度やどのような産業医活動を行っているかを説明します。最終的には報告書を記載・提出しなくてはならない流れも説明し、またそのために職場から提供された情報、データを示して、面接者の高ストレス反応に職場の環境要因が関与していれば、職場の環境調整を事業所に意見をすること、また面接者に高ストレス反応の結果としてメンタルヘルス不調が疑われるようであれば専門医の紹介をすること、を説明します。またこれからの面接指導で得られた情報で、同意が得られない情報は報告書に記載しないことを約束し、オープンにお話していただきたいと伝えます。

また、1回の面接指導だけでは問題解決に至らない場合には、次回以降は場合によっては産業医だけではなく、産業保健スタッフ、上司、人事担当者と連携をして、通常の産業保健活動枠での定期的な面談をする可能性があることを伝えます。

このような説明を行うことで、面接者に、面接指導担当医の立場と役割、また面接指導の目的と限界を理解してもらってから実務に移行します。

Ⅱ 面接指導の実務内容－基本的な流れに即して

1. 面接によるストレス状況等の確認

ストレスチェックから得られた情報を参考にして、また事業者から収集した情報を整理してストレス状況等を確認します。確認するのは、①当該労働者の勤務の状況（業務上のストレスについて）、②心理的な負担の状況（抑うつ症状等について）、③その他の心身の状況（生活習慣・疾病について）の3点です。

① 当該労働者の勤務の状況(業務上のストレスについて)

　事業者(人事・労務担当者)や本人から必要な情報を収集します。性別、年齢、所属する部署、役職名、あるいはどんな業務内容を担当しているか、また勤怠状況、あるいは残業時間などの当該労働者の勤務の状況や、過去の定期健診の結果(健診結果は③で利用)について事実確認をします。

　その後、今回のストレスチェックから得られた結果と事業者から収集した情報等を整理してストレス状況を確認します。確認すべき内容は、個人のストレスプロフィールを見ながら、「仕事の負担度」、「仕事のコントロール度」、「職場の支援度」の3つの観点を念頭に置いて、具体的な仕事上のストレス要因について聞き取り、評価をします。

② 心理的な負担の状況(抑うつ症状等について)

　抑うつについては、ストレスチェックの抑うつ症状にチェックがある場合には、さらにうつ病の可能性を評価するため、構造化面接法(Q20参照)や、CES-D(26ページ参照)を活用して受診の要否を判断します。また、ストレス要因については業務要因と個人要因が絡んでいることも多いので、両要因について聴取することが必要です。

③ その他の心身の状況(生活習慣・疾病について)

　最近の生活習慣(アルコール、タバコ、運動、食生活、睡眠時間等)や面接直近の健診データと照らし合わせて、身体的疾患の状態や治療状況を確認します。高ストレスにより、一過性の不安、緊張、不眠などの精神的反応だけでなく、糖尿病や高血圧、気管支ぜんそくなどの身体疾患が発症、増悪することもあるので、詳細に聴取する必要があります。

2. 面接による評価と評価を踏まえた本人への指導・助言、及び就業上の措置への意見提出

　面接指導による評価は、あくまでもセルフケアの指導・助言と、専門医療機関への受診勧奨の要否を判定することが目的で、うつ病等のメンタル不調の正確な診断を行うことではありません。

　ここまでで得られた情報をもとに、疲労、不安、うつ状態のストレス反応がどの程度か、あるいは業務と関連するかどうか評価して指導・助言していきます。評価した結果、疾病に至らず、セルフケアや保健指導レベルで対応できる労働者に対しては医学的な助言や指導をしていきます。

　しかし上記の1-②でうつ病の疾病性が疑われ、受診が必要であれば、専門医療機関への受診勧奨をします。あるいは現在受診中であればその治療継続を支援し、主治医と就業上の配慮について情報交換できるかどうか、労働者に確認します。また、面接時に精神的に不安定で緊急性を要する場合は早急に受診させ、治療につなげることが重要です。就労を継続することで症状が悪化することが予見可能な場合には、面接担当医の判断で精神科医の受診を待たず、休務させたほうが良いでしょう。

　次に、その疾病性が業務に関連することかどうかの判断も見落としがないようにすることが重要です。この制度において医師の面接指導を希望する労働者は、長時間残業が続いていたり、業務が過重であったり、あるいは上司からのパワハラ的対応に、労働現場では独力で対応できず、

事業者の対応に不安や不満を抱いていて、医師の面接指導に助けを求めて来る可能性があります。そのため上記の1-①②で確認した業務による出来事とその後の職場の支援状況により、業務上の疾病（労災）になる可能性がある場合は、早急に事業者に是正勧告をする必要性がありますし、場合によっては疾病に至らずとも労働者を休務させたほうが良い場合もあります。労災になる可能性のある労働者に対して面接指導した医師が何らかの対応、勧告をしていなければ、将来的にその責が問われる可能性もありますので、見落とさないように注意することが肝要です。

3. 個人情報の保護と事業者への報告についての同意

　面接の最後に、就業上の配慮に関する意見をどのように意見書に記載するかを労働者と話し合って、本人が納得できるようにすりあわせをしていきます。

4. 医療機関との連携と産業保健スタッフによるフォローアップ

　今回の面接指導の後は、誰と連携してどのようにフォローしていくかを本人と話し合いをして決定し、その方針も意見書に記載します。その際、医療機関（主治医）との連携や、看護職等産業保健スタッフや人事・労務担当者にどのようにフォローアップに関わってもらうかなども助言すると良いでしょう。

　面接指導担当医がその会社の産業医でない場合は、会社の制度上可能であれば、面接指導担当医が面接指導後も引き続き産業医としてフォローしていく形が望まれます。その場合はストレスチェック制度の面接指導になるのか、通常の保健相談で対応するかは、事前に衛生委員会で審議し決定しておくことが必要です。

（鍵本　伸明）

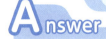 面接指導を行うにあたって、面接の技術や方法について研修の場や参考になる図書などはありますか。

> **Point!**
> 厚労省の示したマニュアル類の中に、面接の進め方や質問の例が載っています。しかし、これだけで実際に面接指導に臨むのは不安を感じる産業医も少なくないと思います。現在、研修の場はあまりありませんが、面接初学者向けの書籍等で学び、面接指導を実践していくことが実際的です。

　ストレスチェック制度における面接指導の進め方については、「実施マニュアル」の中に「面接指導の具体的な進め方と留意点」(71ページ〜77ページ)が示されています。ここには、面接指導の進め方とともに面接指導による対応事例も掲載されています。また、「報告書・意見書作成マニュアル」には、参考資料として、心理的な負担(ストレス)の状況の確認の際の観点(例)(22ページ)や心身の健康状況、生活状況の把握のためのチェックリスト(例)(23ページ、巻末CDに収録)、抑うつ症状に関する質問(例)(25ページ、巻末CDに収録)等が載っています。このようなマニュアル類については、面接指導を行う前に一読して、面接指導の進め方や面接指導において何を聴いてどう評価していくのかの概要を知っておくことは有用でしょう。しかし、面接を受ける労働者にとっては、面接する医師が書面にある質問項目を読み上げるスタイルだと、違和感を感じることが多く、面接がうまく進まないこともあります。このようなマニュアル類を利用するには、自分の言葉になるように、質問の内容や主旨を理解することが大切です。このようなマニュアルやツールを利用する方法もありますが、精神科や心療内科のトレーニングを受けた経験のない産業医にとっては、マニュアルにある概要やツールからだけでは高ストレス者の面接を具体的にどのように進めていったら良いか、難しいと感じることも多いと思います。

　面接の進め方を知りその技術を磨いていくには、専門家から直接の指導を受けることが最良です。面接の実務経験の多い産業医が同じ事業場に在籍していたり、従業員の健康管理のために精神科医が定期的に訪問している事業場であればその可能性もあります。しかし、多くの嘱託産業医にはその機会を得ることができません。研修会等でもストレスチェック制度の解説や意見書作成の方法についての講義や実地研修は多いのですが、面接技術についてフォーカスをあてた研修はほとんどありません。例えば、中央労働災害防止協会では、「産業医のためのレベルアップセミナー」を実施しており、その概要は①ストレスチェック実施者として必要とされる最低限の知識とスキル、②ストレスチェック共同実施者の実務の具体的な内容、③面接指導のポイント、となっています。面接指導のみに焦点をあてたものではありませんが、事例性の視点からメンタルヘルス不調者に産業医としてどう対応するか事例検討を通して学ぶ半日セミナー

となっています。平成28年度は開催地が東京と大阪のみで、既に終わった分も含め計8回の開催ですので、参加できる産業医も限りがあります。産業保健総合支援センター等における研修で、面接そのものに焦点を当てた研修の機会が増えることが望まれます。

現時点では、表に例示するような面接初学者向けの書籍を読み、各産業医がこれまでの医師としての経験を活かしつつ面接指導の実践を行い、その上で改めて書籍等を読んで復習をし、そして改めて面接指導に臨む、という取組みが実際的と感じます。なお、表にあげた書籍は、筆者が専門家に勧められて読み、とても参考になると感じた書籍です。もちろん他にも良い書籍がたくさんあると思います。産業医の間で、このような情報の共有も必要になると思います。

表　面接の実践についての参考書籍(例)

- 土居健郎著『方法としての面接―臨床家のために』(医学書院)
- 熊倉伸宏著『面接法』(新興医学出版社)
- 神田橋條治著『対話精神療法の初心者への手引き』(花クリニック神田橋研究会)

(竹田　透)

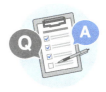

Q9 面接指導の時間を短縮するために、勤務の状況や心理的負荷の状況、その他の状況についてあらかじめ問診票を用意しておいて、事前に記入してもらっても良いでしょうか。

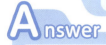

 Point!

「報告書・意見書作成マニュアル」に、参考資料として面接指導の際に使用可能なチェックリスト等が示されています。この参考資料以外にも、事業場独自で実施する問診票があればこれを利用することも可能です。問診票等を使って事前に情報収集をしておくことで、面接指導を円滑に行うことにもつながります。

医師による面接指導の際には、
1. 勤務の状況(労働時間、労働時間以外の要因)の確認
2. 心理的な負担(ストレス)の状況の確認
3. その他の心身の状況(心身の健康状況、生活状況等)の確認

を行った上で、これらの総合評価、労働者への指導が求められています(「実施マニュアル」(69ページ))。面接指導を円滑に実施するために、あらかじめ事業者(人事・労務担当者)から以下の情報を収集します(「実施マニュアル」71ページ)。

① 対象となる労働者の氏名、性別、年齢、所属する事業場・部署名、役職等
② ストレスチェックの結果(個人のストレスプロフィール等)
③ ストレスチェックを実施する直前1か月の労働時間(時間外・休日労働時間を含む)、労働日数、業務内容(特に責任の重さなどを含む)等
④ 定期健康診断結果やその他の健康診断の結果(事業者が健康診断結果を管理・保管している場合)
⑤ ストレスチェックの実施時期が繁忙期又は比較的閑散期であったかどうかの情報
⑥ 職場巡視における職場環境の状況に関する情報

1 勤務の状況の確認として、上記の①、③、⑤等の情報を利用します。このほかにも、必要に応じて事業場で適用されている労働時間制度や、労働者の職務内容、その他の特別な要因(例:精神的緊張を強いられる、突発的対応案件が多い、待機時間が長い)等の情報を収集します。「報告書・意見書作成マニュアル」18ページにある、「労働時間等に関するチェックリスト(例)」(巻末CDに収録)のような様式を利用して事業者に用意してもらうことも可能です。事業者から得られた情報と面接時の労働者からの聴き取り内容に大きな乖離がないことを確認していきます。

2 心理的な負担（ストレス）の状況の確認としては、事業者または労働者から提供されたストレスチェック結果を参考に、労働者と面接で直接会話をする中で確認します。
　ストレスチェックの結果には、
- 職場における当該労働者の心理的な負担の原因に関する項目
- 当該労働者の心理的な負担による心身の自覚症状に関する項目
- 職場における他の労働者による当該労働者への支援に関する項目

が含まれます。
　面接にて、疲労、不安、抑うつ等のストレスがどの程度か、業務と関連するものかどうか、業務と関連するものであれば、業務の過重性や業務の心理的負荷について評価していきます。特に、抑うつ症状が強い場合については、うつ病等の可能性を評価します。ストレスチェック結果から抑うつ症状が疑われる場合には、CES-D＊などのうつ病のスクリーニング検査を使って面接の補助とすることも有効です（「実施マニュアル」69ページ）。また、「報告書・意見書作成マニュアル」の25ページには、「抑うつ症状に関する質問（例）」としてうつ病の簡易構造化面接（BISD）のチェック項目が示されています（巻末CDに収録）。

3 その他の心身の状況（心身の健康状況、生活状況等）の確認としては、「報告書・意見書作成マニュアル」の23ページに、「心身の健康状況、生活状況の把握のためのチェックリスト（例）」（巻末CDに収録）が示されています。既往歴や現病歴、健康診断結果の有所見、喫煙や飲酒の状況を確認します。これらの情報は定期健康診断結果からもとれるものですので、あえて事前に問診票で確認する必要はないかもしれません。
　面接を効率的に実施するために問診票を活用して事前に情報を得ることは有効です。しかし、回答する量が多いものになると、受検者に負担をかけますし、面接を行う医師も確認にかえって時間をとられてしまいます。事前の問診票を使用するかどうかは、面接を行う医師が判断し、事業場の実情にあうように工夫して面接指導を実施することが求められます。

（古河　泰）

I 面接指導のQ&A

〈参考文書〉うつ病スクリーニング検査

＊CES-D(The Center for Epidemiologic Studies Depression Scale)

この1週間のあなたのからだや心の状態についてお聞きします。各々のことがらについて、もしこの1週間で全くないかあったとしても1日もつづかない場合は「A」、週のうち1-2日なら「B」、週のうち3-4日なら「C」、週のうち5日以上なら「D」のところを○でかこんで下さい。

A まれにあるいはな　　B いくらか　　C たまにあるいはある程度　　D ほとんどあるいは全て
　かった（1日未満）　　（1〜2日）　　の時間（3〜4日）　　　　　　の時間（5〜7日）

(1) 普段は何でもないことが煩わしい。　　　　　　　　A　B　C　D
(2) 食べたくない。食欲が落ちた。　　　　　　　　　　A　B　C　D
(3) 家族や友達からはげましてもらっても、気分が晴れない。A　B　C　D
(4) 他の人と同じ程度には、能力があると思う。　　　　A　B　C　D
(5) 物事に集中できない。　　　　　　　　　　　　　　A　B　C　D
(6) ゆううつだ。　　　　　　　　　　　　　　　　　　A　B　C　D
(7) 何をするのも面倒だ。　　　　　　　　　　　　　　A　B　C　D
(8) これから先のことについて積極的に考えることができる。A　B　C　D
(9) 過去のことについてくよくよ考える。　　　　　　　A　B　C　D
(10) 何か恐ろしい気持がする。　　　　　　　　　　　A　B　C　D
(11) なかなか眠れない。　　　　　　　　　　　　　　A　B　C　D
(12) 生活について不満なくすごせる。　　　　　　　　A　B　C　D
(13) 普段より口数が少ない。口が重い。　　　　　　　A　B　C　D
(14) 一人ぼっちで寂しい。　　　　　　　　　　　　　A　B　C　D
(15) 皆がよそよそしいと思う。　　　　　　　　　　　A　B　C　D
(16) 毎日が楽しい。　　　　　　　　　　　　　　　　A　B　C　D
(17) 急に泣きだすことがある。　　　　　　　　　　　A　B　C　D
(18) 悲しいと感じる。　　　　　　　　　　　　　　　A　B　C　D
(19) 皆が自分を嫌っていると感じる。　　　　　　　　A　B　C　D
(20) 仕事が手につかない。　　　　　　　　　　　　　A　B　C　D

採点法：(4)、(8)、(12)、(16)の質問項目は(A→3)(B→2)(C→1)(D→0)と採点。これ以外の質問項目は、(A→0)(B→1)(C→2)(D→3)と採点。(1)〜(20)までの項目得点の合計(0〜60点)が高得点ほど、抑うつ症状が強いことを示す。16点以上を「抑うつあり」と判定する。

出典：Radloff LS: The CES-D scale. A self-report depression scale for research in the general population. Applied Psychological Measurement 1: 385-401, 1977.
島 悟、鹿野達男、北村俊則、浅井昌弘：新しい抑うつ性自己評価尺度について．精神医学 27: 717-723, 1985. CES-Dは、(株)千葉テストセンター等から販売されている。

Q10 私は精神科が専門ではありませんが、面接指導をすることはできるでしょうか。

Answer

Point!

ストレスチェック制度の重要な点は、高ストレスの原因となっているストレス要因が職場に内在している場合は精神科医療のみで解決することが困難であり、職場の環境を熟知している産業医だからこそ早急に対応し、解決できることが多いということです。精神科の専門性の有無に関わらず、事業場の産業医が面接指導を担当することが適切と考えられます。

　一般的に専門医は学術団体が認定する資格です。そのため内科には内科の学術団体の認める認定専門医、精神科医にも同様に精神科専門医があります。しかし産業医は、通常法令が規定する資格であり、その職務は健康診断だけではなく、個別相談、作業環境管理、作業管理など多岐にわたります。今回のストレスチェック制度においても同様であり、労働安全衛生法の改正にともない、産業医がストレスチェック制度で果たすべき職務について明示されています。
　産業医の具体的な役割について、「実施マニュアル」には、次のように示されています（145ページ〜146ページ）。

- ストレスチェックは当該事業場の産業医等が実施することが望ましい。
- ストレスチェックの実施の全部を外部委託する場合にも、当該事業場の産業医等が共同実施者となり、中心的役割を果たすことが望ましい。
- 面接指導は当該事業場の産業医等が実施することが望ましい。
- 事業者は、…医師から必要な措置についての意見を聴くに当たって、面接指導を実施した医師が、…当該事業場の産業医等以外の者であるときは、当該事業場の産業医等からも面接指導を実施した医師の意見を踏まえた意見を聴くことが望ましい。

　今回のストレスチェック制度の主たる目的はメンタルヘルス不調を未然に防ぐ一次予防ですから、疾病性を扱う精神科医よりも作業環境管理、作業管理に長けている産業医のほうが適切に対応できることも多いと想定されます。実際の面接指導では、長時間労働の面接指導の時と同じようにうつ病等の疾病性を見落とさないことと、労災の発生を未然に防ぐことが重要です。面接指導の目的は労働者の精神科診断（病名）をつけることではありませんし、専門治療をすることでもありません。安全配慮義務履行の観点から、職場に対して意見をすることが何より重要です。具体的に「実施マニュアル」（75ページ）に記載されている産業医による面談の事例①

を見てみましょう。

① 7月に管理職（マネジャー）に昇格。ほぼ同時期に規模の大きなプロジェクトの担当となり、急に仕事の量が増え、責任が増大した。
② 9月頃から朝のしんどさを強く感じるようになり、休日も仕事のことが頭を離れないようになった。
③ 思考力・集中力・意欲も低下し、朝出勤時の気分の落ち込みも出現した。また、夜間の中途覚醒が増加し、日中も眠気を自覚するようになり、月曜日に会社に行くのが特につらく感じるようになった。
④ 上司にはだいぶ前に体調不良のことについて話したが、何ら具体的には対応してもらえず、現状はそのことすら忘れているように思うとのことである。
⑤ 心配した家族の勧めで最近心療内科を受診し、睡眠導入剤の処方を受け始めた。明日再度受診する予定になっているという。
⑥ 産業医としては、高ストレスであり、心身の症状もあることから、今後上司も交えた面談が必要と考え、本人の同意を得た上で就業上の配慮と、当日人事労務担当部長に就業に関する主治医からの意見書の必要性の検討について連絡した。現時点では業務用車両の運転もあり、この段階ではできるだけ控えるように本人に伝えた。人事労務担当部長も速やかに就業上の配慮の必要性を認識し、人事労務担当部長の依頼で健診当日に産業医から本人にこれを説明し、主治医の就業に関する意見書の提出を求めた。

　このような状況で面接指導医に求められているのは、まず、②、③の状況から労働者は9月頃よりうつ病等のメンタルヘルス不調により就労や勤務に支障が生じており、その原因は①にあるように7月頃より仕事の内容や困難さに変化があったようであることを把握することです。そして、これらのストレスの強度を評価する時に参考になるのが、精神障害による労災認定の基準となっている「業務による心理的負荷評価表」（平成23年12月26日付基発1226号第1号「心理的負荷による精神障害の認定基準について」中の別表1：巻末CDに収録）です。
　今回の労働者に起こった出来事を別表1で辿ってみると、＜出来事の類型＞欄の「仕事の失敗、過重な責任の発生等」、次に＜具体的出来事＞欄の「新規事業の担当になった、会社の建て直しの担当になった」に相当すると判断すると、＜心理的負荷の強度＞欄のⅡのところに★印ついており、すなわち心理的負荷の強度が「中」ということになります。また、仕事の量も変化しており、これは＜出来事の類型＞欄の「仕事の量・質」の問題で、その＜具体的な出来事＞として「仕事内容・仕事量の（大きな）変化を生じさせる出来事があった」に相当し、同様に心理的負荷の強度が「中」になります。これらの心理的負荷があったにもかかわらず、④のように上司から支援も得られないような状況であった事実も確認できており、この7月、8月に恒常的な長時間労働が認められ、あるいは恒常的な長時間労働に至らないまでも相当な残業時間があるということであれば、状況によっては労災相当事案になる可能性もあるでしょう。

そのためにすぐに当該事業所の上司や人事と連携をとり、当該労働者の作業管理の観点から早急に業務の軽減を図る必要があります。このような対応は人間関係も含めて職場の環境をよく知っている産業医だから可能であったわけであり、精神科診断や、治療がこの面接で求められたわけではありません。

　ストレスチェック制度の重要な点は、高ストレスの原因となっているストレス要因が職場に内在している場合は、精神科医療のみで解決することが困難であり、職場の環境等を熟知している産業医だからこそ早急に対応し、解決できることが多いという点です。

　さらに言えば、当該労働者の疾病を診る主治医と、職場を知る産業医が連携することの重要性がうかがい知れるかと思います。

（鍵本　伸明）

産業医の視点から

　ストレスチェック制度の面接指導では、精神科診療での問診や精神疾患の診断、投薬治療の開始や専門的な心理カウンセリングなどが期待されているわけではありません。また、労働者が抱えているストレス要因に対して、投薬やカウンセリングのみで解決できるとは限りません。あくまでも医師として対象者からの情報を適切にヒアリングして、その情報をもとにどのような解決策を図ることができるかを検討することが大切になります。職場にあるストレス要因（仕事の質、量、対人関係等）や支援体制（上司や同僚のサポート等）に関しては、事業場のことをよく知り、組織やメンバーをよく知っている産業医だからこそ、職場の問題に介入できたり適切な職場環境調整や改善に関する意見を述べることができます。さらに、面接指導対象の労働者が既に専門医を受診している場合でも、高ストレスの原因となるストレス要因が職場に内在している場合があり、この場合でも精神科医療のみで解決することはやはり難しいと考えられます。このように職務内容や職場環境を知っている産業医が対応することで、労働者が抱えている職場のストレス要因の解決に向かうことができます。現場を知っている産業医であればこそ、人事労務部門や職場の管理職も意見を尊重してくれるものです。産業医の強みを生かしてストレスチェックの面接指導を行っていきましょう。

（坂本　宣明）

Q11 ストレスチェックの面接指導と長時間労働の面接指導を同時に行っても良いのでしょうか。同時に行うことが可能ならばその際の注意点を教えてください。

Answer

Point!

ストレスチェックの面接指導と長時間労働の面接指導を同時に行うことは可能です。両方の目的に沿って面接にて情報を確認して、助言や指導を行い、事業者に報告・意見を述べます。

長時間労働者で高ストレス者と判定された労働者の場合では、脳心臓疾患発症のリスクやストレス関連疾患の発症リスクは低くはないことに留意して、慎重に心身の状態を確認し、必要があれば事業者に就業上の措置に関する意見を述べることが大切です。

1. 長時間労働者と高ストレス者を同時に面接指導する際の運用

　長時間労働者を対象とする面接指導とストレスチェックに基づく高ストレス者に対する面接指導はそれぞれ独立した制度ですが、対象者が重なる場合があります。この場合は、長時間労働者と高ストレス者に関する面接を別々に設定する必要はなく、合わせて1回の面接を実施する形で問題ありません（「行政Q&A」）。面接指導後に作成する面接指導結果報告書については様式の規定はありませんので事業場で独自に作成しても構いませんが、厚生労働省が用意している「長時間労働者用」と「高ストレス者用」の様式を1枚ずつ、あるいは「兼用」という様式を2枚使って報告内容を記載することができます。（「報告書・意見書作成マニュアル」所収。巻末CDに収録）。つまり、長時間労働とストレスチェックの面接を一緒に実施することは可能ですが、面接ごとの報告書は別々に発行しなければなりません。【兼用】の様式を使う場合は、様式の上段部分の「長時間労働者関係」か「高ストレス者関係」の該当する一方に○をつけ、その報告内容を記載し、それぞれの報告書・意見書を作成します。

　また、長時間労働者の面接人数については労働基準監督署へ報告する必要はありませんが、ストレスチェックの面接指導の実施状況は取りまとめて、労働基準監督署に報告する義務があります。

2. 実際の面接の進め方と報告書・意見書の記載

　当該労働者に、今回の面接が長時間労働者の面接とストレスチェックに基づく面接の2つの制度に基づく面接である旨をはじめに説明します。長時間労働に関しては、脳・心臓疾患やメンタルヘルス不調の未然防止が目的であり、高ストレスに関しては、ストレス状況やストレス反

応の確認とその対応が目的であることを伝えます。次に個人情報の取扱いについても説明します。

2つの面接を行う場合は、通常の長時間労働者の面接や高ストレス者の面接に要する時間よりも確認する内容が多くなることがありますので、筆者は通常の面談枠よりもやや長め（例えば、通常の面談枠の1.5倍）の面接時間で行っています。実際に面接で確認する内容は「勤務の状況」、「疲労の蓄積の状況」、「心身の状況」、「心理的負担の状況（ストレスチェックの結果）」が主となり、長時間労働に関しては脳・心臓疾患の予防のために直近の定期健康診断の結果も併せて確認し、必要に応じて受診勧奨を行います。

3. 長時間労働者に対する面接を併せて行うことの注意点

長時間労働に関する面接の際には、疲労の蓄積の状況について労働者と直接会話をする中で確認していきますが、補助的に「疲労蓄積度のチェックリスト（例）」を使うことがあります（「報告書・意見書作成マニュアル」所収。巻末CDに収録）。これにより、疲労の蓄積度とともにストレスの程度についても数値評価することができますが、本人の同意を得ない限り、このチェックリストの評価結果は事業者に提供することができません。

特に注意すべき点として、高ストレス者で面接指導の申出があり、かつ長時間労働の面接指導対象になっているということは、メンタルヘルス不調を来たすリスクは低くはないと考えられることです。実際に、生活習慣病の有所見者が仕事の納期が迫っている等の理由で過重労働となり、ストレス度が高まっている状況は、面接指導の場面でしばしば経験することです。安全配慮義務上、心身の健康状態をしっかりと確認するとともに、時間外労働の削減に努めるように事業者に意見するなど適切に就業上の意見を述べることが大切です。

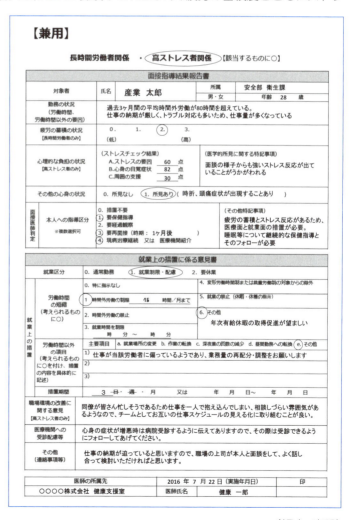

（坂本　宣明）

本社に嘱託産業医として選任されています。会社は全国に50名未満の事業場が多数ありますが、産業医は選任されていません。会社はストレスチェックを全地区で同様に実施し、高ストレス者の医師面接指導を本社産業医にお願いしたいとの意向がありますが、遠隔地での対面による面接は物理的に難しいところです。テレビ電話等を利用しても良いのでしょうか。

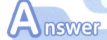

Point!

　面接指導は原則、直接対面で実施することが望ましいですが、情報通信機器(ICT:Information and Communication Technology)を活用することに合理的な理由がある場合など一定の条件を満たした場合、事業者の判断でテレビ電話等のICTを活用した面接指導の実施も可能です。ICTを用いて面接指導を実施する場合の一定の条件や留意点は、厚生労働省の通達に示されています。条件を満たす方法として、小規模事業場の産業医としての選任契約をすることなどがあげられます。

　事例のように、遠隔地にある小規模事業場を含めて、すべての従業員のストレスチェックを実施しようとすると、産業医を選任していない事業場の労働者に対する面接指導を実施するための医師の確保が課題になります。事業場の所在地にある医療機関や産業保健総合支援センターの地域窓口（地域産業保健センター）等の医師が面接指導を引き受けてくれる場合は、その医師に面接指導を依頼することができますが、労働者の勤務状況や事業場の職場環境など社内について理解している本社の産業医がより適切な対応ができるという考え方もあることから、全国に分散する50人未満の事業場の面接指導も依頼されることがあります。その場合、労働者が産業医のいる事業場へ出張などで直接対面での面接指導ができると良いですが、物理的な時間や距離を考慮するとテレビ電話等のICTを活用した面接指導を望む事業場は少なくないでしょう。

　情報通信機器（ICT）を用いた面接指導を実施する場合の留意点については、厚生労働省の通達（平成27年9月15日付け基発第0915第5号「情報通信機器を用いた労働安全衛生法第66条の8第1項及び第66条の10第3項の規定に基づく医師による面接指導の実施について」）に示されています。その中には、「面接指導は把握した情報をもとに必要な指導や就業上の措置に関する判断を行うものであるため、労働者の様子を把握し、円滑にやりとりを行うことができるよう、原則として直接対面によって行うことが望ましい。一方、情報通信機器を用いて面接指導を行った場合も、労働者の心身の状況を把握し、必要な指導を行うことができる状況で実施するのであれば、ただちに法違反となるものではない」とあり、要件として面接指導を実施する医師（表1）、面接指導に用いる情報通信機器、情報通信機器を用いた面接指導の実施方法等について示され

ています。このうち面接指導に用いる情報通信機器については、電話は認められておらず、テレビ電話でもセキュリティーが備わった環境でなければなりません。

　事例のような場合、面接指導を実施する医師の要件を満たすには、遠隔地にある小規模事業場を巡視することなどは現実的に難しいため、小規模事業場の健康管理を継続的に行う契約を別途締結することが良いかもしれません。別の方法としては、全地区で同様にストレスチェックを実施したい会社の意向とは異なりますが、本社以外の小規模事業場は努力義務であることから、「事業場独自で実施するストレス調査（ストレスチェック制度外の対応）」として実施することがあげられます。そうすることで、上記のような要件を満たさなくとも柔軟にICTを活用することができます。ただし、厚生労働省が示すとおり、ICTを活用した面接では、その質が直接対面によるものとは異なり、言語外（ノンバーバル）の情報である面接者の表情や態度、声の大きさや話のスピードなど、得られる情報が限られることや、離れていることで意思疎通がとりづらい点があげられます。これらの点は医師だけでなく、事業者や労働者も理解しておくことが必要です。

　今後、利便性があるICTの活用の機会は広がることが予想されますが、上記のような点も考慮した上で実施を検討いただきたいと思います。

表1　情報通信機器を用いた面接指導の実施に係る留意事項
　　　ICTを用いた面接指導を実施する医師の要件

面接指導を実施する医師が、以下のいずれかの場合に該当すること。なお、以下のいずれの場合においても、事業者は、面接指導を実施する医師に対し、面接指導を受ける労働者に関する労働時間等の勤務の状況及び作業環境等に関する情報を提供しなければならないこと。

① 面接指導を実施する医師が、対象労働者が所属する事業場の産業医である場合。

② 面接指導を実施する医師が、契約（雇用契約を含む）により、少なくとも過去1年以上の期間にわたって、対象労働者が所属する事業場の労働者の日常的な健康管理に関する業務を担当している場合。

③ 面接指導を実施する医師が、過去1年以内に、対象労働者が所属する事業場を巡視したことがある場合。

④ 面接指導を実施する医師が、過去1年以内に、当該労働者に直接対面により指導等を実施したことがある場合。

平成27年9月15日付け基発第0915第5号「情報通信機器を用いた労働安全衛生法第66条の8第1項及び第66条の10第3項の規定に基づく医師による面接指導の実施について」より抜粋

（西埜植　規秀）

Q13

産業医選任が義務づけられていない小規模事業場でストレスチェックを実施した場合の高ストレス者に対する面接指導は、地域産業保健センターを活用できるということですが、地域産業保健センターを利用する際の留意点を教えてください。

Answer

Point!

50人未満の小規模事業場でストレスチェックを実施する場合、それに基づく面接指導は地域産業保健センターに依頼し実施することが可能ですが、ストレスチェックの実施者となることや実施自体を依頼することはできません。面接指導については、事業場当たりの利用回数が限られることや、面接実施までに時間がかかる可能性があるため希望どおりの対応が難しいことも考えられます。利用にあたっては、早めに地域産業保健センターに相談しておくほうが良いでしょう。また面接指導を実施する登録産業医は事業場の実態が把握しづらい点があることから、事前に情報を詳しく伝えるような工夫があると良いでしょう。

50人未満の小規模事業場でストレスチェックを実施しようとすると、産業医の選任義務がないため、実施者の選任とともに労働者に対する面接指導を実施するための医師の確保が課題となります。小規模事業場で面接指導を実施する場合は、産業保健総合支援センターの地域窓口（以下、地域産業保健センター）を利用することが可能です。ただし、地域産業保健センターでは、ストレスチェックの実施者（共同実施者含む）となることや実施自体を受けることはできません。

地域産業保健センターの利用にあたっては、以下の点に留意しておきましょう。

1. 面接実施にあたり事業者・労働者からの書類提出が必要

地域産業保健センターでは、事業者から面接指導の依頼があった場合、事前にその事業場のストレスチェックが法に則っているか、特に個人情報保護や不利益取扱防止がしっかりできているか、という確認がなされます。その上で問題がなければ、事業者より地域産業保健センターに「健康相談・面接指導　利用申込書」や「ストレスチェック実施状況報告書」等の書類を事前に提出してもらうことになります。

また、対象者には面接指導の実施の際に、「医師による面接指導申出書」や「面接指導対象者のストレスチェック結果」等の書類を提出してもらいます。これらの書類がなければ要件を満たさないため、面接指導として実施できません。

2. 利用についての制限

　地域産業保健センターの利用にあたっては、ストレスチェック制度に基づく面接指導だけでなく、その他の相談利用も含めて、1事業場当たりの利用回数に制限があったり、希望時期に実施できないことがあります。また小規模事業場であってもその会社の本社やグループ企業に選任する産業医がいれば、その産業医に協力を要請するよう助言することもあり、事業場によっては利用できないこともあります。利用にあたり早めに相談することが望ましいでしょう。

3. 職場との連携が難しい

　提出が求められる書類としては「労働時間等に関するチェックリスト」（巻末CDに収録）のみとなるため、面接指導を実施する地域産業保健センターの登録産業医（以下、登録産業医）が把握できる対象者の職場環境に関する情報は多くありません。対象者からは面接指導時に直接確認することができますが、事前に対象者の職場の管理者などからみた業務の過重性やストレス要因の情報があると、面接指導で適切な判断につなげやすいでしょう。労働者及び管理監督者から提出してもらうストレス要因のチェックリスト例としてはQ16 Answer2の図が参考になります。

　面接指導後は速やかに事業者へ登録産業医より面接指導結果報告書・就業上の措置に係る意見書が提出されますが、その後のフォローが必要な場合や職場との連携が必要な場合があっても、継続的な対応は難しいでしょう。登録産業医からの意見を聴きたい場合は、面接に同伴し、面接指導後に対象者の同意をとった上で意見を聴くことも良いかもしれません。

　なお、小規模事業場が利用できる情報としては、独立行政法人 労働者健康安全機構の『ストレスチェック』実施促進のための助成金の制度があります。これは、小規模事業場がストレスチェックの実施や面接指導等を実施した場合、事業者が費用の助成を受けることができる制度になります。参考にしてください。
http://www.johas.go.jp/Portals/0/data0/sanpo/stresscheck/download/H2806sc_josei_tebiki.pdf

（西埜植　規秀）

❸ 勤務の状況（労働時間、労働時間以外の要因）の確認

  産業医が行った高ストレス者への面接指導の中で、会社が把握している量をはるかに上回る時間外労働/労働時間以外の負担の訴えがありましたが、本人は、自分が産業医に話したことを会社に知られたくないと、かたくなに会社への情報提供を拒否しています。その場合の対応はどうすれば良いでしょうか。

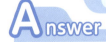

面接対象者の考えを十分に聴取し、思い込みや誤解が情報提供を拒否する理由であれば、ストレスチェック結果に基づく不利益取扱いが禁止されていることなどを説明して、会社と情報を共有して対策につなげられるように努めましょう。対象者の同意が得られなければ、本人が特定されないように注意しながら、職場巡視や衛生委員会でさらなる情報収集に努め、必要があれば労働状況の改善への指導を行います。

　面接指導の結果から、長時間労働のような職場のストレス要因が明らかになれば、産業医として事業者に就業上の措置についての意見を述べ、労働者自身で解決しがたい課題であれば、本人の了解を得て上司を含めた別途面談などで問題点を話し合い、その解決に向けて対応することが一般的です。

　会社の把握を上回る時間外労働を行っている原因には、労働者が自分の判断で申告せずに早朝に業務をしていたり、自分で自宅に持ち帰って作業をしているような場合もありますが、本人が残業の申告を抑制していたり、会社からサービス残業を強いられていたりする場合も想定されます。まず、面接対象者がなぜ会社への情報提供を拒否するのかについて丁寧に聴取して、自分の能力の低さをサービス残業で補いたい、残業時間を正確に申告すると上司に睨まれて会社で働きづらくなる（解雇される）などの思い込みがあれば、それを解消するように努めて会社への情報提供の同意を得て、人事労務担当者や上司と連携して是正への取組みを検討します。例えば、配置転換の直後などで不慣れな業務に従事して重荷に感じている場合などは、このような対応により、上司などの指導を得て業務に順応していくことで比較的短期間に時間外労働を軽減していけるかもしれません。

　あらためて述べるまでもありませんが、事業者が、ストレスチェック及び面接指導において把握した労働者の健康情報等に基づき、健康の確保に必要な範囲を超えて、当該労働者に対して不利益な取扱いを行うことは禁じられています。しかし、いかに説明を尽くしても、面接指導で述べた労働状況を会社に報告されることに不安を覚える社員はいるでしょう。本人の同意が

得られない場合には、衛生委員会での情報収集や職場巡視などを通じて労働状況の改善について助言、指導を検討することが考えられます。この場合、本人が特定されないような配慮や工夫が求められます（「実施マニュアル」の72ページ）。また、本人の了解を得て、不特定の社員との面接指導や面談の中で申告外の時間外労働がうかがわれる発言があったことを衛生委員会などで報告し、会社に状況確認と必要な改善を促すこともあり得ます。

　近年、ブラック企業という言葉が浸透してきています。今回のご質問でも産業医が複数の労働者からの情報を得て、会社にサービス残業を強いる風土があり、不適切な労働時間管理を行っているとの疑いを持つかもしれません。その際は、事業者への勧告（労働安全衛生法第13条第3項）などによって是正を求めていくことも考慮すべきです。2015年から厚生労働省は違法な長時間労働などで年3回の是正勧告を受けた大企業の社名公表に踏み切っており、今後対策が強化されていくと考えられています。不適切な事態を確認した産業医も、それを見て見ぬ振りをすることなく、慎重かつ毅然とした対応を行うことが期待されます。

　なお、労働者自身がサービス残業を解消するためにできることとして、証拠を集めて労働組合に伝える、あるいは匿名で労働基準監督署に通報するなどが考えられますが、このような策を労働者に勧めることは産業医の業務から外れている可能性もあり、産業医から軽々しく提案することは控えることが適当と考えられます。

（森口　次郎）

Q15

勤務の状況については、労働時間以外にどのような点を確認したら良いのでしょうか。労働時間以外も含めた勤務の状況を適切かつ詳しく知る方法はないでしょうか。また、本人からだけではなく、職場の上司などからも確認をとったほうが良いのでしょうか。

Answer

Point!

勤務状況の確認は仕事のストレス要因を把握するために行います。「報告書・意見書作成マニュアル」には例示として、労働時間や労働時間以外の要因を確認するためのチェックリストが公開されており、それを参照して面接時に聞き取りをすることが良いでしょう。

ストレスチェックでは職業性ストレスモデルに準拠して制度を構築しています。その中で、仕事のストレス要因のひとつとして勤務状況の確認が求められます。職業性ストレス簡易調査票57項目版には、仕事のストレス要因として表1にあるような下位尺度によりストレスチェック項目が構成されています。これらの項目のうち、評価が良くない下位尺度がある場合には、その内容について面接指導時に具体的に聞き取ることで仕事のストレス要因が把握できることがあります。この下位尺度には労働時間だけでなく、労働の量と質、身体的負担、対人関係負担、職場環境の負担、仕事のコントロール度、技能の活用度、仕事の適性、働きがいが含まれており、中には調整が困難な内容もあります。

表1 職業性ストレス簡易調査票57項目版による仕事のストレス要因の下位尺度

- 心理的な仕事の負担（量）
- 心理的な仕事の負担（質）
- 自覚的な身体的負担度
- 職場の対人関係でのストレス
- 職場環境によるストレス
- 仕事のコントロール度
- あなたの技能の活用度
- あなたが感じている仕事の適性度
- 働きがい

また、面接指導において使用できるチェックリストしては、表2と表3の2つがあります。表2を見ると、労働時間においては総労働時間、時間外・休日労働時間、通勤時間があり、労働日数においては総労働日数、所定休日数、年休・欠勤日数があります。また業務内容としては、従事している業務の具体的内容の確認に加えて、責任の重さや上司からの情報があればそれを参考とします。労働時間や労働日数は、労働の負荷を示す定量的データとして非常に大切です。また、

時間外労働が多くなくても通勤時間が長い場合や、休日出勤が多く休養が十分に取れていない場合には、疲労やストレスが蓄積していることがあります。表3は、過重労働の面接指導でこれまでも広く利用されていたチェックリストです。このチェックリストは、労働者が認知したストレス要因の把握ができるようになっています。内容としては、1か月の時間外労働、不規則な勤務（予定の変更、突然の仕事）、出張に伴う負担（頻度、拘束時間、時差など）、深夜勤務に伴う負担、休憩・仮眠の時間数及び施設、仕事についての精神的負担と身体的負担があります。このチェックリストからは、労働時間や労働日数以外の要素で、心理的なストレスの要因となりうる内容について把握することができます。

また、上司からの情報取得については、通常は労働者からの情報だけでカバーできることが多いといえますが、特に職場調整が必要な場合には職場の実態把握が必要ですから、上司からの情報取得が望ましいといえるでしょう。上司からの情報が労働者の訴えとは異なる場合もあり、それも職場の状況を理解するひとつのキーとなることがあります。また、職場のキーパーソンとしては、上司以外にも、人事・総務担当者、衛生管理者などがあり、事業場の状況に応じて、これらのキーパーソンから職場の情報を適切に取得できるように事業者に体制を整えてもらうことも大切です。

表2　労働時間等に関するチェックリスト（例）からの引用

①労働時間等	総労働時間（実績）		時間／月
	時間外・休日労働時間		時間／月
	通勤時間（片道）	時間　　　分	
②労働日数等	総労働日数（実績）		日／月
	所定休日数		日／月
	有給休暇・欠勤日数		日／月
③業務内容（責任性などを含む）、上司からの情報（あれば）			

表3 過重労働の疲労蓄積度のチェックリスト(例)からの「最近1か月間の勤務の状況」

1	1か月の時間外労働	□ ない又は適当 (0)	□ 多い(1)	□ 非常に多い(3)
2	不規則な勤務 (予定の変更、突然の仕事)	□ 少ない(0)	□ 多い(1)	―
3	出張に伴う負担 (頻度・拘束時間・時差など)	□ ない又は小さい (0)	□ 大きい(1)	―
4	深夜勤務に伴う負担(★1)	□ ない又は小さい (0)	□ 大きい(1)	□ 非常に大きい(3)
5	休憩・仮眠の時間数及び施設	□ 適切である(0)	□ 不適切である(1)	―
6	仕事についての精神的負担	□ 小さい(0)	□ 大きい(1)	□ 非常に大きい(3)
7	仕事についての身体的負担 (★2)	□ 小さい(0)	□ 大きい(1)	□ 非常に大きい(3)

★1：深夜勤務の頻度や時間数などから総合的に判断してください。深夜勤務は、深夜時間帯(午後10時－午前5時)の一部または全部を含む勤務を言います。
★2：肉体的作業や寒冷・暑熱作業などの身体的な面での負担

(岩崎　明夫)

Q16 対象者の訴えと上長の調査票の内容に乖離がある場合に、産業医としてはどのように対応することが望ましいでしょうか。

Answer 1

Point!

面接指導の前に上長から対象者の勤務状況についての情報を得ておくことは、適切な就業上の措置を行うために重要です。ご質問のように対象者と上長の考えに乖離がある場合は、対象者の了解を得て、上長や人事・労務担当者を交えた三者・四者面談などの機会を持ち、それぞれの見解を整理して就業上の措置についての合意を得ることが解決の近道だと考えられます。

「報告書・意見書作成マニュアル」(13ページ) において面接指導に際して、あらかじめ事業者 (人事・労務担当者) から、労働者の勤務の状況として、労働時間及び労働時間以外の要因について確認することと示されており、上長からも事前に情報収集することが望ましいと考えられます。多くのケースでは、人事・労務担当者や上長からの情報を参照しながら、面接指導を行うことで、より的確な就業上の措置を提示できます。しかし、一部でこの質問のように人事・労務担当者や上長の捉え方と対象者の捉え方とに乖離があるケースを経験します。乖離の主な原因として、対象者がやや大げさ(悲観的)に現状や先行きを考えている、逆に上長が対象者の業務状況を十分に把握しておらず軽め(楽観的)に考えている、その混在、などがあり得ます。いずれにしろ、面接を担当した産業医としては、本人の了解を得て、上長や人事・労務担当者を交えた三者・四者面談などの機会を持ち、それぞれの見解を整理して妥当な就業上の措置についての合意を得ることが解決の近道だと考えられます。

対象者の訴えと上長の調査票の内容に乖離が見られた2つの事例を紹介します。

【事 例】

① 対象者が業務負荷を過大に見積もっていたケース

産業医A医師は、Bさん (31歳男性、営業職) の面接指導を行いました。Bさんは過去にメンタルヘルス不調で休職したことがあり、1年前まで時間外労働の制限がかかっていました。面接で最近の勤務状況を問うと、「時間外労働は1か月に20～30時間程度に収まっていますが、最近、担当企業の変更があり、新しい担当企業での自分の役割について、上司の指示があいまいでどこまでやったら良いのか分からず困っています。しかも上司が出張がちで相談しにくいのでストレスが高まっていますね。このままだとまた体調を崩さないかと心配です」と述べました。上司C課長から提出された勤務状況についての

調査票に、「トラブルが発生している顧客企業への関与を削減する一方で、すでに信頼関係が構築されている企業を新たに担当に加えて負荷軽減に努めている。またグループ長がBさんの顧客対応の支援を行う体制をとっている」との記載があることを説明すると、「課長が自分の体調を気にしてくれていることは理解しているが、説明が十分でなく不安を覚える」とさらに訴えたため、Bさんの了解を得てC課長を交えた三者面談を実施しました。この面談で、それぞれの考えを共有してBさんの不安を軽減することができ、就業上の措置について格別の意見を提出せずに経過を見ることとしました。その後は、A医師による定期的な経過観察を行い、安定した就業を確認できています。

② 上長が対象者の勤務状況を十分に把握していなかったケース

産業医D医師は、Eさん（42歳女性、管理職）の面接指導を行いました。Eさんは最近管理職に昇進したところです。面接で最近の勤務状況を問うと、「これまでは4人のチームのリーダーでしたが、管理職に昇進して担当事業が増え、部下も15名に増えました。担当事業の進捗把握に困難さを感じており、また自分より年上の部下への指導に悩むこともあります。他部署との厳しい折衝の機会が増えたこともストレスに感じています。最近、不安な落ち着かない感じが続いたり、夜中に目覚めたりするので、この機会に相談したいと考え、面接指導を申し出ました」と述べました。上司F部長から提出された勤務状況についての調査票に、「最近、管理職に昇進して一時的に負荷が高まった可能性があるが、徐々に適応して負荷も軽減している」との記載があることを説明すると、Eさんは「慣れるというより、こなしきれない業務が日に日に増えていっている感じがします。自分に管理職は無理だったのかもしれません」と答えました。D医師は専門医の受診を勧め、紹介状を作成しました。当日精神科を受診したEさんは休職が必要と診断され、3か月後に復職しました。復職の際には、D医師、Eさん、F部長で三者面談を行い、担当業務を見直して以前より小さい事業を担う形で復帰し順調に経過しました。休職中に実施した認知行動療法（70ページ,187ページ参照）やアサーション（125ページ参照）のトレーニングで得た技術も安定した就業に役立ったようです。

（森口　次郎）

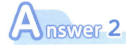

Point!

　面接指導では、面接指導医は対象者の訴えに耳を傾けつつも、事業者からの情報と乖離がある場合は判断を急がず対応することが重要です。面接指導の場で対象者に管理監督者または人事労務担当者と連携を図りたい点を伝え了承を得ておき、対象者と職場からの情報の両面から総合的に判断するよう心がけましょう。面接指導結果報告書や就業上の措置に係る意見書は、職場との連携を要するなど、意向が伝わるような内容にしましょう。

　面接指導において、面接指導医は事前情報や対象者の勤務の状況やストレス状況等から医学的に評価した結果をもとに、対象者や事業者に対して産業保健上の観点から具体的に指導・助言することになりますが、事例のように対象者からの訴えと事業者や管理監督者からの情報に乖離を認める場合は注意が必要です。事前情報に乖離が生じやすい要因として、図の労働時間以外の労働に関する負荷要因（例）（「報告書・意見書作成マニュアル」19ページ、巻末CDに収録）のうち、「拘束時間の長い勤務」や「人間関係のストレスが多い業務」、「精神的緊張を伴う業務」などがあげられます。例えば管理監督者が「期待をもって丁寧に指導している」つもりでも、対象者は「厳しく指導された」と捉え、場合によってはパワーハラスメントだと感じ、双方の間に大きな乖離が生じてしまっているケースもあります。いずれの場合も、職場内でのコミュニケーションがうまくとれていない環境下で生じやすい傾向がありますので、面接指導医はより丁寧に対応する必要があります。

　面接指導医は、面接指導終了後にその面接結果の報告書や意見書を遅滞なく記載することが求められますが、乖離がある場合はその面接ですぐに判断を急ぐことはせず、あらためて管理監督者や人事労務担当者から現場の情報も確認し、最終的な意見を述べることができるよう、暫定的な報告内容にしておくと良いでしょう。具体的には、「面接指導結果報告書の面接医師判定欄」は「経過観察」または「要再面接」とし、継続的な対応が必要な点を伝え、「就業上の措置に係る意見書」の「職場環境の改善に関する意見欄」または「その他の欄」には、職場との連携が必要である旨の内容を記載しておきます。

　以上のように職場との連携を図る前提として、対象者に同意をとっておく必要がありますが、同意を得られない場合もあります。同意が得られない場合は、職場巡視などを通じて職場環境の改善について助言、指導することにならざるを得ません。この場合、本人が特定されないような形での配慮や工夫が求められることは言うまでもありません。

　事例のように産業医が面接指導医を兼ねている場合は、通常の産業保健活動として、執務時に面談を継続実施し、管理監督者や人事労務担当者と連携し対応することができますが、外部医師の場合は連携が難しいことが考えられます。そのため、外部医師は、本人からの情報がもとで事実関係が分からない時は、事業者に対する報告書・意見書の中で「当該事業場の産業医や人

事部門、管理者による確認が必要」と意見し、面接指導後の対応を事業場内で実施しやすいような内容とすることが望ましいです。Q44も外部医師との連携に関連するQとなっています。参考にしていただくと良いと思います。

図　労働時間以外の労働に関する負荷要因（例）

就労態様		負荷の程度を評価する視点
不規則な勤務 （トラック運転手、警備員、医療スタッフ、記者など）		予定された業務スケジュールの変更の頻度・程度、事前の通知状況、予測の度合、業務内容の変更の程度等
拘束時間の長い勤務		拘束時間数、実労働時間数、労働密度（実作業時間と手待時間との割合等）、業務内容、休憩・仮眠時間数、休憩・仮眠施設の状況（広さ、空調、騒音等）等
出張の多い業務		出張中の業務内容、出張（特に時差のある海外出張）頻度、交通手段、移動時間及移動時間中の状況、宿泊の有無、宿泊施設の状況、出張中における睡眠を含む休憩・休息の状況、出張による疲労の回復状況等
交替制勤務・深夜勤務		勤務シフトの変更の度合、勤務と次の勤務までの時間、交替制勤務における深夜時間帯の頻度等
人間関係のストレスが多い業務		労働者のストレスの内容の中で最も多い回答項目であるが、自分が感じている具体的内容を聞く。
作業環境	温度環境	寒冷の程度、防寒衣類の着用の状況、一連続作業時間中の採暖の状況、暑熱と寒冷との交互のばく露の状況、激しい温度差がある場所への出入りの頻度等
	騒音	おおむね80dBを超える騒音の程度、そのばく露時間・期間、防音保護具の着用の状況等
	時差	5時間を超える時差の程度、時差を伴う移動の頻度等
精神的緊張を伴う業務		【日常的に精神的緊張を伴う業務】 　業務量、就労期間、経験、適応能力、会社の支援等 【発症に近接した時期における精神的緊張を伴う業務に関連する出来事】 　出来事（事故、事件等）の大きさ、損害の程度等

（平成13年　脳・心臓疾患の認定基準に関する専門検討会報告書を改変）

（西埜植　規秀）

❹ 心理的な負担(ストレス)の状況の確認

 精神疾患の診療経験がなく、面接指導に不安を感じています。特に心理的な負担の状況確認をする際にはどのような点に留意し、どういう所見があったら受診勧奨をすべきでしょうか。

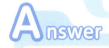

Point!

ストレスチェックで確認された症状の推移を中心に、心理的な負担の評価を行います。特に抑うつ症状に関する項目にチェックがある場合は、うつ病の簡便な構造化面接法を利用してうつ病の疑いの有無を判断します。受診勧奨に難色を示す場合は、精神科受診の必要性を丁寧に説明して同意を得るように努めます。

面接指導では、疲労、不安、抑うつ等のストレス反応がどの程度か、業務と関連するものかどうか、業務と関連するものであれば、業務の過重性や心理的負担について評価し、必要ならば就業上の措置についての意見を提出します。

面接指導での心理的な負担の評価は、①持続期間、②症状の程度、③本人の悩みや苦痛、④仕事や生活の支障などの程度を聴取して行います(「報告書・意見書作成マニュアル」の22ページ参照)。これらの評価項目で、「①:慢性的に持続している」、「②:症状がかなりある、不眠または食欲不振がある」、「③:悩みや苦痛が強い」、「④:支障がかなりある」などを認めた場合は、精神科など、症状に応じた専門医療機関の受診を考慮すべきです。

特にストレスチェックの中の抑うつ症状に関する質問項目にチェックがある場合には、うつ病等の可能性を検討し、精神科の受診の要否判断を行います。具体的には、「ゆううつだ」、「何をするのも面倒だ」、「物事に集中できない」、「気分が晴れない」、「仕事が手につかない」、「悲しいと感じる」などの項目について、"ほとんどいつもあった"、"しばしばあった"にチェックをしているならば、これらの症状について上記の①〜④を確認します。一過性のものですでに消失している場合はそれ以上の確認は不要ですが、持続して本人が支障を感じている場合などは、うつ病の簡便な構造化面接法(Brief Structured Interview for Depression, BSID)を行い、判断基準を満たせば、精神科の受診を勧奨する必要があります(「報告書・意見書作成マニュアル」の25ページ参照、「抑うつ症状に関する質問(例)」として巻末CDに収録)。あわせて面接指導で得られた医学的所見について、診断名、具体的な愁訴の内容等を除いて、「医学的所見に関する特記事項」に記載します。

面接により精神科の受診を勧奨しても、対象者が難色を示すこともあり得ます。その際は、拒否する理由を確認して不安の軽減を図り、受診の必要性が理解できるように対象者に合わせた説明に努めます。それでも拒否する場合は、現在認める症状の悪化(例えば、強い不眠、食欲不振、意欲の低下など)を自覚したら、早めに産業医に相談するように指示した上で、定期的な経過観

I 面接指導のQ&A

察を行い、産業医と対象者との信頼関係を構築しながら受診への理解が得られるように継続的な対応を行います。

図　BSIDのフロー（「報告書・意見書作成マニュアル」25ページ）

（6）抑うつ症状に関する質問（例）

・必要と判断される場合に、医師が直接、労働者に質問してください。

※**長時間労働者**については、疲労蓄積度の状況等から必要があると判断される場合に、「その他心身の状況」の確認において、質問を行います。
高ストレス者については、ストレスチェック調査票上の抑うつ症状に関する質問項目等の点数が高い場合に、「心理的な負担の状況」の確認において、質問を行います。

A1	この2週間以上、毎日のように、ほとんど1日中ずっと憂うつであったり沈んだ気持ちでいましたか？	□ いいえ	□ はい
A2	この2週間以上、ほとんどのことに興味がなくなっていたり、大抵いつもなら楽しめていたことが楽しめなくなっていましたか？	□ いいえ	□ はい

A1とA2のどちらか、あるいは両方が「はい」である場合、下記の質問に進む。
両方とも「いいえ」の場合、以下のA3からA5までの質問については省略してよい。

この2週間以上、憂うつであったり、ほとんどのことに興味がなくなっていた場合、

A3	毎晩のように、睡眠に問題（たとえば、寝つきが悪い、真夜中に目が覚める、朝早く目覚める、寝過ぎてしまうなど）がありましたか？	□ いいえ	□ はい
A4	毎日のように、自分に価値がないと感じたり、または罪の意識を感じたりしましたか？	□ いいえ	□ はい
A5	毎日のように、集中したり決断することが難しいと感じましたか？	□ いいえ	□ はい

A1とA2のどちらか、あるいは両方が「はい」で、A1〜A5の回答のうち少なくとも3つ以上「はい」がある。

↓

うつ病の疑いあり

↓

次の（ア）、（イ）のいずれか、あるいは両方が、
　（ア）うつ病の症状のために、仕事や生活上の支障がかなりある。
　（イ）死にたい気持ちについてたずね、死についての考え、または死にたい気持ちが持続している。

□ あり　　　　　□ なし

- □ 専門医療機関への受診を勧める
- □ 現在受診中の専門医療機関への適切な継続受診を勧める

□ 保健指導と経過観察

※上記では、自殺企図や、仕事や生活上の支障がないと「経過観察」になるので、「うつ病の疑いあり」の場合は「専門医療機関への受診を勧める」と読み替えておきたい。

（森口　次郎）

Q18

心理的な負担(ストレス)の状況の確認を行うにあたり、「報告書・意見書作成マニュアル」に「疲労蓄積度のチェックリスト」等が例示されています。これらはどのように使えば良いでしょうか。

Answer

Point!

医師による面接指導においては、勤務の状況の確認、心理的な負担(ストレス)の状況の確認、その他の心身の状況の確認、総合評価、労働者への指導を行うことになります。そのうち、心理的な負担(ストレス)の状況の確認においては、過重労働の面接指導でも用いられる「疲労蓄積度のチェックリスト」が活用できるほか、症状の持続期間、症状の程度、本人の悩みや苦痛、仕事や生活への支障という観点から聞き取りを行うことが大切です。また、ストレス症状のうち、特に抑うつについては構造化面接法を用いることが例示されています。

ストレスチェックの面接指導においては、従来行われている長時間労働者に対する「疲労蓄積度のチェックリスト」(巻末CDに収録)が活用できます。疲労蓄積度のチェックリストには、表のように13項目の自覚症状の質問項目があります。これらは、不安、抑うつ、不眠、身体症状、仕事への影響、意欲、疲労などの項目から構成されており、事業場での聞き取りには使いやすいチェックリストとなっています。このため、ストレスチェックの面接指導においても、これらの項目のうち、よくあると回答があった項目について、特に細かく聞き取りを行うなどの活用が期待できます。面接指導時には、ストレスによる自覚症状の持続期間、症状の程度、本人の悩みや苦痛の程度、仕事や生活への支障の程度の観点から、じっくりと聞き取る必要があります。この場合の自覚症状としては、気分や体調の不調を指し、抑うつ感、不安感、疲労、頭痛等の身体症状があります。自覚症状の持続期間では、ストレスは感じないか、すぐに軽快するといった軽度の状態から、ストレスが慢性的に続いている、あるいは今後も続きそうであるといった注意すべき状態までを把握します。自覚症状の程度では、ストレスによる症状がほとんどない、あるいはすでに軽快しているといった軽度の状態から、ストレスによる症状がかなりある、あるいはストレスによる不眠または食欲不振があるといった注意すべき状態までの程度を把握します。これらは状態によっては、専門医への受診や紹介につなげる必要があることを念頭におきます。また、自覚症状の持続期間や程度とは別の観点で、労働者自身の認知として、本人の悩みや苦痛の程度がほとんどないといった軽度の状態から、強く感じるといった注意すべき状態までを把握することが大切です。さらに、仕事や実生活への影響や支障という観点からは、支障がほとんどないといった軽度の状態から、かなりあるといった注意すべき状態までを把握します。注意

すべき状態である場合は、就業上の措置の意見に反映することを検討します。

　特に抑うつ症状については、医師による面接指導においては重要な症状のひとつであり、精神科や心療内科が専門でない医師である場合は、Q17の図(46ページ)のような構造化面接法を用いることが考えられ、質問の流れを構造化することで一定の質を担保した面接指導を行うことができます。この構造化面接法では、最初のA1とA2の質問が重要であり、いずれの質問にも該当しない場合は、質問は終了します。一方、最初に2問のいずれかが該当する場合は、A3からA5の質問項目に進み、A1からA5の5つの質問項目のうち、少なくとも3つ以上が該当する場合は「うつ病の疑いあり」と簡易的に判断ができることになります。Q17の図(46ページ)の流れに沿って質問を進めていくことで、うつ病の疑いかどうか、さらに専門医への紹介受診が必要かどうか、あるいは保健指導と経過観察で良いかどうか、が判断できるように構成されています。ただし、この構造化面接法は主に大うつ病を短時間で簡易的に判別するためのものですので、非常に使いやすく一定の効果は期待できますが、注意も必要です。例えば、上記の構造化面接法で抑うつ症状が明確でない場合であっても、仕事や生活上の支障がかなりある場合や体調の不良がつらい場合等は、積極的に専門医の受診を促すこと等が考えられます。

表　疲労蓄積度のチェックリストのうち、最近1か月間の自覚症状について

1	イライラする	□ ほとんどない	□ 時々ある	□ よくある
2	不安だ	□ ほとんどない	□ 時々ある	□ よくある
3	落ち着かない	□ ほとんどない	□ 時々ある	□ よくある
4	ゆううつだ	□ ほとんどない	□ 時々ある	□ よくある
5	よく眠れない	□ ほとんどない	□ 時々ある	□ よくある
6	体の調子が悪い	□ ほとんどない	□ 時々ある	□ よくある
7	物事に集中できない	□ ほとんどない	□ 時々ある	□ よくある
8	することに間違いが多い	□ ほとんどない	□ 時々ある	□ よくある
9	仕事中、強い眠気に襲われる	□ ほとんどない	□ 時々ある	□ よくある
10	やる気が出ない	□ ほとんどない	□ 時々ある	□ よくある
11	へとへとだ(運動後を除く)	□ ほとんどない	□ 時々ある	□ よくある
12	朝、起きた時、ぐったりした疲れを感じる	□ ほとんどない	□ 時々ある	□ よくある
13	以前とくらべて、疲れやすい	□ ほとんどない	□ 時々ある	□ よくある

＊あらかじめ労働者に記入してもらい、医師または他の産業保健スタッフが採点します。

(岩崎　明夫)

Q19 ストレスチェックの結果に、①ストレスの要因、②心身のストレス反応、③周囲のサポートなどの点数が記載されていますが、これら点数がどの程度のレベルを意味するのかが本人の結果からは分かりません。どのようにしてこれらの点数を評価すれば良いのでしょうか。

Answer

Point！

　高ストレス者の選定基準は安全衛生委員会等で審議され、受検者にも開示されているはずです。そこで、まず、高ストレス者の選定基準を実施者から明示してもらうことが必要です。また、ストレスチェックの個人結果通知には、上記の点数以外に「個人ごとのストレスの特徴や傾向を数値、図表等で示したもの」（ストレスプロフィールなど）が含むものでなければならないとされていますので、ストレスプロフィールが参考になります。さらに、対象集団における①ストレスの要因、②心身のストレス反応、③周囲のサポートなどの点数の分布を実施者に開示してもらうことにより、それぞれの点数を評価することが可能になります。

1. 高ストレスの選定基準（「実施マニュアル」より）

　職業性ストレス簡易調査票（57項目）を使用している場合、「②心身のストレス反応（29項目）の合計点数（ストレスが高い方を4点、低い方を1点とする）を算出し、合計点数が77点以上である者を高ストレスとする。①仕事のストレス要因（17項目）及び③周囲のサポート（9項目）の合計点数（ストレスが高い方を4点、低い方を1点とする）を算出し、合計点数が76点以上であって、かつ、②心身のストレス反応の合計点数が63点以上である者を高ストレスとする」と例示されています（「実施マニュアル」43ページ）。したがって、高ストレス者は3つのパターンに分けて考えることができます。「図のAの範囲で高ストレス者」と判定された受検者は、心身のストレス反応が高く出ており、かつ仕事のストレス要因を強く感じており周囲のサポートも少ないと感じている高ストレス者となります。「図のBの範囲で高ストレス者」と判定された受検者は、心身のストレス反応が高く出ていますが、仕事のストレス要因や周囲のサポートのリスクは一定レベル以下の高ストレス者となります。「図のCの範囲で高ストレス者」と判定された受検者は、心身のストレス反応があまり高くありませんが、仕事のストレス要因を強く感じており周囲のサポートも少ないと感じている高ストレス者となります。筆者の経験上、やはり、「図のAの範囲で高ストレス者」のほうが他の高ストレス者に比べて、メンタルヘルス不調のリスクが高い方々と感じています。

図　高ストレス者の評価基準例

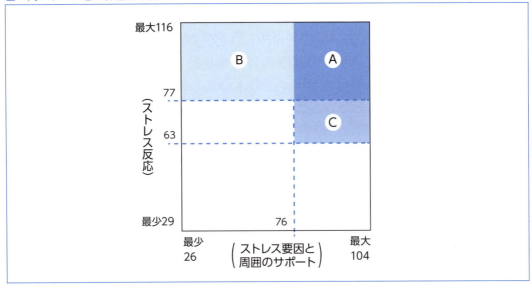

2. ストレスの要因、心身のストレス反応、周囲のサポートなどの点数の分布

　高ストレス者の選定基準の開示だけでは、①ストレスの要因と③周囲のサポートの集団における相対的な評価がわかりません。また、②心身のストレス反応も高ストレス者の基準以上か以下かの2分割でしか評価できません。そこで、実施に際して、該当集団または大きな母集団の各点数の状況を示す資料として、①ストレスの要因、②心身のストレス反応、③周囲のサポートなどの点数の平均点や標準偏差を示してもらうことで、高ストレス者の各種点数を集団の相対評価として解釈することが可能になります。可能であれば、①ストレスの要因、②心身のストレス反応、③周囲のサポートなどの点数のヒストグラムを開示してもらうことにより、視覚的に集団における個人の相対評価が可能になります。面接指導をする医師が実施者であれば、このような資料をもとに高ストレス者の状況を考えることができます。一方、実施者ではない医師が面接指導を行う場合には、集団の状況の分かる資料の開示を求めることにより、高ストレス者への理解が深まります。

　①ストレスの要因、②心身のストレス反応、③周囲のサポートなどの点数のヒストグラムを、受検者への結果通知の際に資料として添付したり、各点数の平均値を明示することは、高ストレス者が自分自身の点数を自己評価するための参考になり、受検者にとって分かりやすい結果通知につながると考えます。

（土肥　誠太郎）

2. 面接指導の実施 ❹ 心理的な負担（ストレス）の状況の確認：Q20

 心理的な負担の状況を確認するために使う構造化面接とはどのようなものでしょうか。

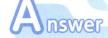

> **Point!**
> 構造化面接は、ある精神障害が診断できるように、必要とされる精神症状が網羅されており、その精神症状の有無や重症度が評価できる面接法です。スクリーニング検査は基本的に疾患の早期発見が目的であり、正確な診断をすることが目的ではありません。うつ病を見逃さないという面接指導の目的からすると、やはりBSIDのような構造化面接のほうが、有用性が高いと考えられます。

　構造化面接（structured interview）とは、「必要な情報を一定の基準で得るために、あらかじめ設定された質問項目にしたがって行う面接法である。この面接法は精神医学的な診断、重症度の評価に用いられることが多い」（心理学辞典. 有斐閣. 1999, 中嶋義明編集）とあります。

　この背景には1960年代の米国、英国の共同研究やWHOの共同研究などにおいて、精神科診断、評価が国や施設により診断の一致率が低いことが判明したということがあります。そのため、診断の一致率を高めていこうという研究が行われるようになりました。そこで開発されたのが、面接者の主観をできるだけ排除して、客観的あるいは機械的に診断できるように作成された操作的診断基準です。しかしそれでも面接者の症状の聞き方や情報収集の統合の仕方にばらつきがあり、診断の一致率が向上しませんでした。そのために開発されたのが構造化面接法です。

　つまり精神科領域における構造化面接は、ある精神障害が診断できるように、必要とされる精神症状が網羅されており、その精神症状の有無、及び重症度が標準化された方法で評価できる面接法と言うことができます。

　面接指導において心理的な負担（ストレス）の状況を確認するあるいは評価するためには、疲労、ストレスの状況、うつ状態の有無についての情報収集が必要になります。ストレス状況についてはQ7 Answer2のⅡ-1-②心理的な負担の状況（抑うつ症状等について）のところ（20ページ）で説明しましたように、ストレスの持続期間から「症状」と仕事や生活の支障の程度を確認して、うつ病等の疾病性が疑わしい場合は簡便な構造化面接でうつ病の有無を確認することができます。その代表として、「報告書・意見書作成マニュアル」の25ページに記載されている「うつ病の可能性を評価する構造化面接法：BSID; Brief Structured Interview for Depression」（廣 尚典：産業保健スタッフによる労働者の自殺のリスクの評価表と対処法の検討）（図）があります。

　これは精神科専門医ではない医師やコメディカル、一般調査員などを念頭に作成された「精神疾患簡易構造化面接法」（M.I.N.I., Mini International Neuropsychiatric Interview）

(Sheehan DV, LecrubierY:(大坪天平ら訳) M.I.N.I.精神疾患簡易構造化面接法改訂版. 星和書店. 2003.)の大うつ病エピソードのモジュール9項目版を、さらに5項目に短縮したものです。DSM-Ⅳの診断基準の大うつ病エピソードの中核症状である2週間以上持続する「抑うつ気分」または「興味または喜びの喪失」のいずれかに該当する場合に、さらに同期間に「睡眠問題」、「無価値感」、「集中力減退・決断困難」の存在を聞いて、中核症状を含んで3つ以上の項目に該当すれば大うつ病エピソードの疑いありと判定します。

　うつ病のスクリーニング検査として代表的なものに、「うつ病自己評価尺度」(CES-D;The Center for Epidemiologic Studies Depression Scale, 26ページ参照)、保険点数化されている「うつ性自己評価尺度」(SDS;Self-rating Depression Scale)などがありますが、いずれも測定期間は過去1週間です。またSDSはうつ病の重症度評価が開発目的になっています。CES-Dも感度の高い検査ではありますが、スクリーニング検査は基本的に疾患の早期発見が目的であり、正確な診断をすることが目的ではありません。
　厳密に言えば、現時点では血液検査のマーカーがなく画像診断ができない精神科診断では、客観的な確定基準が存在しません。現在のところ、精神科専門医による構造化面接評価を用いた診断が最も正確な精神科診断基準となっています。そのためうつ病を見逃さないという面接指導の目的からすると、やはりBSIDのような構造化面接のほうが、有用性が高いと考えられます。また補足ですが、うつ病の可能性が高いと診断された場合に、ストレス要因は必ずしも業務に関連する要因とは限らないため、個人的なストレス要因についてもきちんと聞いておく必要があります。

(鍵本　伸明)

❺ その他の状況（心身の健康状況、生活状況等）の確認

Q21 家族関係や経済的問題などの仕事とは関係のない部分に、面接指導する医師が聞き取ったり関わったりしても良いのでしょうか。またその際の対応上の留意点があれば教えてください。

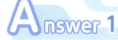

👉 Point!
メンタルヘルス不調の未然防止が目的であるため、ストレスに関する内容が仕事以外の場合でも、可能な限り聴取し、支援策を検討できると良いでしょう。ただし、仕事への影響の程度や職場で支援できる点などを念頭に置きながら対応を検討するとともに、報告の際はプライバシーの保護に細心の注意を払うようにしてください。

　ストレスチェック制度の主目的はメンタルヘルス不調の未然防止であり、具体的には労働者のストレス状況への気づきや改善、また職場環境改善を通じた働きやすい職場の実現にあります。したがって、面接指導においても職場環境や仕事内容を中心にストレスとの関連性を確認し、そこから本人や職場へ適切な気づきと対処を促す仕組みが基本となります。

　しかし、高ストレス者の選定基準として「指針」に示されている条件は、仕事に関連する項目が必ず含まれるわけではなく、「心理的な負担による心身の自覚症状に関する項目」の評価点数のみで抽出されることもあります。現実的にはご質問にあるような家族関係や経済的問題など、プライベート領域を中心としたストレスによって高ストレス者として選定され、面接希望を出されることもありますし、例えば介護などの問題ではプライベートとはいえ、仕事との両立という点で悩み、ストレスを抱えるようなケースも散見されます。

　面接指導を担当する医師としては、ストレスの原因や相談の主題がプライベート領域にあった場合でも、当該労働者のメンタルヘルス不調を未然に防止することが主な目的であり、出勤していながらも効率性が落ちているプレゼンティズムの状態や休業に至った場合も想定して、可能な限り支援する姿勢が望ましいと言えるでしょう。ただし、企業の取り組みとして実施する制度であるため、仕事への影響がどの程度まで及んでいるか、きちんと仕事ができる状態になるにはどのようにしたら良いか、その中で職場が協力できることは何か、という観点を常に意識しておく必要があると言えます。

　保健指導や受診指導においては、一般的な事例で行う指導のほか、本人の抱える事情に適した支援機関について情報提供することなどが考えられます。

　留意点として、「対象者が、医師の質問に対してその範囲を超えて面接指導に不必要な個人情報まで話した場合に、聴取した内容のうち事業者に報告すべきこと、また、報告したほうが良いと判断した内容がある場合には、面接の最後に、対象者の同意を得ることが必要」（「実施マニュアル」74ページ）とあり、プライベートの事情について業務との関係が薄い場合には基本的に報

告を避けたほうが望ましいことや、背景の説明が必要なケースにおいては特に同意取得に際してその情報の内容や範囲に関して細心の注意を払う必要があります。

【事 例】

● 40代既婚女性　子育ての悩みを中心としたストレス

　4歳と5歳の子供を持つ母親でもある営業職のAさんは、2人の子供の落ち着きのなさに以前から少し不安を感じていました。ある日、保育園の先生から生活行動面について指摘されたのを機にインターネットで調べ、アスペルガー症候群ではないかと強く思うようになったとともに、間近に控える小学校生活へ適応できるかどうかなどの不安が増強し、不眠や食欲減退などの症状が続くようになりました。

　面接の場では、症状の経過とともに仕事への影響はまだ限定的であることなどを確認し、そのほかにも本人が心配している内容や日常生活の様子を詳しく聞きました。不安の内容は、子供が精神科で治療されること自体への不安から受診できないでいること、小学校で普通学級として登校できるのかどうかの悩み、配偶者の非協力的な態度、など多岐に渡りました。

　いずれの悩みも仕事とは関係なく、産業医として直接的な支援ができないことばかりですが、このままの状態が続けば、やがて本人のストレス症状が増悪することも予想され、場合によっては働けなくなることも考えられます。今まで相談先が分からず、子供の症状について受診することにも乗り気でなかったようですが、そのこと自体が自身の不安を増強させていることに気づいてもらい、現在に至るまでの不眠症状の経過が徐々に悪化していること、日常生活での活動の幅も落ち込んでいること、今の症状が長引けば仕事への影響も避けられないことなどを話し合い、現状を変えていくように行動を促すことにしました。

　結果的に、配偶者とともに子供を連れて専門家のもとで精査をしてもらうことになり、現状にきちんと向き合うことができたようです。不安が払拭されたわけではありませんが、気持ちの面で余裕も見られるようになり、仕事も今まで通り継続しています。なお、事業者への意見として、上記背景については報告すべき内容でなかったため、本人にもその旨を説明し、通常勤務としての判断のみを伝えています。

　この事例では、症状がさらに進行していたり、仕事への影響が強く出ていたりした場合には、仕事面においても一時的な負担軽減策を検討していた可能性があります。その場合、事業者へ就業上の制限に関する意見とともに、多少の背景を説明する必要が出てくるかもしれません。その点についてご本人の理解と同意が得られれば良いですが、得られない場合には通常の健康相談に切り替えて経過観察することも視野に入れる必要があると思われます（参考・Q43）。

（大﨑　陽平）

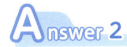

Point!

　高ストレス者の中には、プライベートな問題を主とした要因としてストレス反応が強く出ている場合もあります。このような状況が、業務の遂行に影響するようであれば、本人の同意を得たり希望を聞いたりした上で、産業医として積極的に関与することが望まれます。

　ストレスチェックの結果で高ストレスを示す場合には、図に示すとおり、職場のストレス要因と周囲のサポートの得点が高く、かつ、ストレス反応の得点が高い場合（㋐）、職場のストレス要因と周囲のサポートの得点は高くなく、ストレス反応の得点が高い場合（㋑）、職場のストレス要因と周囲のサポートの得点が高く、かつ、ストレス反応が高めの場合（㋒）の3つのパターンがあります。このうち、㋐と㋒の場合は、職場環境や仕事の負荷など職業性のストレス要因が大きくかかわっている可能性が高いのですが、㋑の場合には、職業性の要因は比較的強くなく、それ以外の要因が大きく影響して高ストレスとなっているケースも多く含まれると考えられます。また、職業性の要因が強い場合でも、プライベートなストレス要因が重なっている可能性があります。

　高ストレス者に対し面接指導を行うと、職場の要因以外に、夫婦関係、親の介護、子供の教育、家のローン、相続のトラブル等々、家族関係や経済問題などの様々なストレス要因を抱えて就業している状況を聞き取ることがあります。産業医は、仕事をすることや職場環境によって労働者に健康障害が起こることを予防する、という役割があり、職業性のストレス要因へのアプローチは大事なアクションです。一方、健康状態が影響して業務遂行に影響が出ている場合や、業務遂行によって健康状態の悪化が見込まれる場合は、業務負荷の軽減等の就業配慮により状態の改善が期待できるかを検討し、必要に応じて事業者に意見を述べる役割もあります。さらに、医療者として来談者の健康状態が回復するように積極的に関与することも職務の一つと言えます。

　例えば、夫婦関係が悪く離婚協議中である労働者は、仕事を続けながらもその対応に強いストレスを感じていますが、さらにそこに至るまでの過程で大きく消耗しています。そのような労働者には、強いストレス反応が出る場合が少なくはなく、高ストレス者としてストレスチェックの面接指導を希望することも考えられます。面接指導においては、まずはストレス反応の程度を確認し、メンタルヘルス不調の可能性を考えて専門医への受診の要否を判断しますが、ストレス要因の確認をした上で産業医として対処できることの検討も必要になります。面接の中で、離婚の問題、それに伴うストレスについて話が出た場合には、「その内容についてもう少し詳しくうかがっても構いませんか」などと確認をした上で、本人が希望したり同意したりする場合には、ストレスの中心になっているこの問題に時間をかけて話しを聴くことが望まれます。産業医がその問題を解決できるわけではなくとも、話を聴いてもらえる機会ができたことによって、精神的な負担感が少し軽くなることも期待できます。また、就業配慮を行うことによってストレ

ス反応が軽減し、自らこの問題に対処するためのエネルギーを回復することができれば、その後の業務の遂行にも良い影響が期待できますので、就業配慮の要否について、本人とよく相談しながら検討します。もちろん、プライベートな問題を職場に持ち込みたくないと考える労働者もいますので、就業配慮については労働者の意向を十分に確認する必要があります。そして、もし産業医としてではなく社会人として生きてきた経験の中で問題解決に役立つ方法についての情報を持っていれば、「私個人の経験ですが、このような対応方法もあるのではないかと思います」といったアドバイスができると、より質の高い労働者のサポートになるでしょう。

　産業保健活動は、働く人が健康を保ち働き続けることができるようにすることが目的であり、それに役立つ保健活動は労働者のためだけではなく、人材という資源を守り生産性を高めるアプローチでもあり、事業者にとっても大きなメリットのある活動になります。

図　高ストレス判定の概念と分類

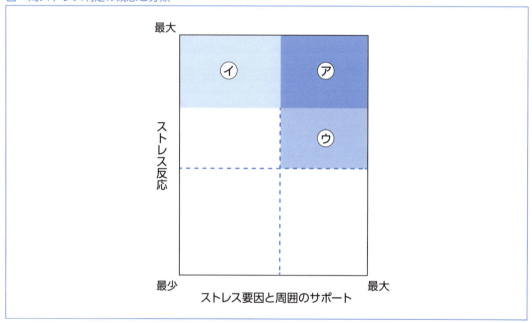

（竹田　透）

Q22

「報告書・意見書作成マニュアル」に例示されている「心身の健康状況、生活状況の把握のためのチェックリスト」は断面的な内容になっているように思われますが、利用上どのような点に留意したら良いでしょうか。

Answer

Point!

チェックリストは参考例であり、このリストの使用は必須ではなく、すべての項目を埋める必要もありません。NIOSHの職業性ストレスモデルを踏まえ、動脈硬化性疾患・メンタルヘルス不全に関連する要因やストレスへの反応を把握することが肝要です。項目にとらわれ過ぎることなく、本人の背景を理解しつつ、状況や症状の変化を時系列的に捉えるようにしましょう。

1. NIOSHの職業性ストレスモデル

NIOSH(米国 国立労働安全衛生研究所)の職業性ストレスモデルでは、職場のストレス要因と急性のストレス反応、修飾する因子、そして健康障害の関係を図式化しています(図)。

心身の健康状況や生活状況は、この図式では急性のストレス反応、修飾する因子に位置づけられます。修飾する因子としては、個人的要因(年齢、性、婚姻状態、在職期間・職種、性格や自己評価)、仕事以外の要因(家族、家庭からの要求)、緩衝要因(上司、同僚、家族からの支援)が挙げられます。また、急性のストレス反応としては、心理的な反応(不満、抑うつ)、生理的な反応(種々の身体愁訴)、行動的な反応(事故、嗜好品や薬物への依存、病欠)が挙げられます。なお、急性のストレス反応は健康障害とは別のものであることに留意が必要です。

図
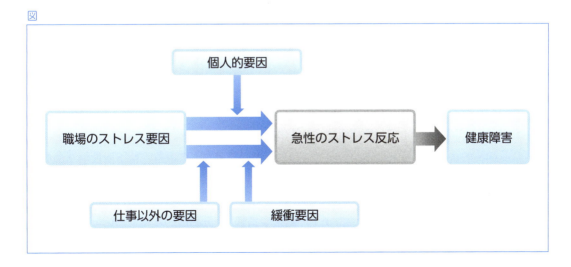

2. チェックリストに含まれる項目からさらに深く対象者を理解するために

把握にあたっては、職場での負荷や生活状況とそれに伴う変化を、時系列を意識して整理しましょう。なお、これらには機微な情報も多く含まれるため、情報の取扱いは本人・公衆の安全衛生確保上必要なものを除き、医療職に限定すべきです。各項目がNIOSHモデルに占める位置づけを [　] 内に示します。

○ 現病歴・定期健康診断などでの所見 … [個人的要因]、[急性のストレス反応]、[健康障害]

これらは脳血管疾患・虚血性心疾患のリスクとの関連で重要です。また慢性疾患の存在はストレスへの耐性や反応にも大きな影響を与えます。健診での所見や既往歴があるのに適切な医療行動がとれていない場合は、長時間労働により受診機会が失われている可能性や、ストレス反応として現われる行動面の問題の可能性を考えます。

○ 主訴・自覚症状 … [急性のストレス反応]、[健康障害]

疲労・その症状については、短時間の休憩で回復する急性・亜急性のものか、一日単位で解消される日周性のものか、それだけでは解消されない慢性的なものかを把握します。疲労による日常生活や業務への支障、本人の捉え方は、原因を探る上で重要です。睡眠障害は脳血管疾患・虚血性心疾患のリスク因子であり、精神疾患とも強い関連があるため、注意深く聴きとります。

○ 生活状況 … [個人的要因]、[急性のストレス反応]

ストレスへの反応としてタバコの本数、酒量や飲酒回数が増えることがあるため、時系列的な把握を行います。チェックリストにはありませんがカフェイン類の摂取増にも注意しましょう。

運動は動脈硬化性疾患のリスクを下げる身体活動としての面と、仕事以外での人とのつながりや楽しみとしての面があります。より広い意味では趣味も含めると良いでしょう。このような活動が維持できているか、意欲はあるものの時間が取れないでいるのか、意欲も楽しむことも難しい状態であるのかを把握することで、本人のストレス対処状況や心理的・精神医学的な状態を評価することができます。

睡眠時間は健康障害リスクを把握する上で重要です。併せて通勤時間など、生活時間配分も聴きとるようにしましょう。生活時間配分の確認で、記録に反映されていない労働時間が把握できる場合もあります。

○ 一般生活におけるストレス・疲労要因 … [仕事以外の要因]、[緩衝要因]

これらは私的領域に含まれ、踏み込めない場合もありますが、対象者の背景を理解するのに役立つことも少なくありません。介護や育児など家庭内役割の負荷や業務との葛藤、地域ほか職場の外の活動での負荷などは大きな修飾因子となり得ます。また、可能なら「身の回りに大きな変化はありませんでしたか？」と問いかけ、転居や婚姻、家族構成の変化などのライフイベントについても把握すると良いでしょう。

3. チェックリストに明示されていないが留意すると良い事項

○ 面接指導の場での外見や印象 …[個人的要因]、[急性のストレス反応]

　気づいたことがあれば記録します。着衣の清潔さ・身だしなみ、表情、声の大きさやトーン、姿勢などは重要な情報です。イライラしている様子、性急さなどは、急性のストレス反応を示唆するほか、タイプA(フリードマンによる;怒りっぽく攻撃的かつせっかちで、過度に競争心が強いような性格特性)を示唆していることもあります。

○ ストレスの対処行動・捉え方 …[個人的要因]、[急性のストレス反応]

　ストレスへの対処行動という観点から、聴きとった事項を再整理することも対象者の理解に役立つでしょう。ストレスへの対処行動には、(A)発想の転換、(B)気分転換、(C)他者を巻き込んだ情動発散、(D)逃避と抑制、(E)解決のための相談、(F)積極的問題解決、といった様々なパターンがあります。ストレスの回避・抑え込みを選びがちな場合、抑うつ症状と関連しやすいとの報告があります。

　また、ストレスのかかっている状況を本人がどう捉えているかも知ることができると良いでしょう。自身で意味を見いだしストレスに対処しているのか、将来への見通しや意味を見いだせずにいるかは、対象者への理解を深める上でも、負荷が与えている影響を評価する上でも有意義です。

　本項に取り上げた内容を、過去から現在、将来の見通しという時系列で把握することで、現在と将来の健康リスクの評価も可能となります。

　　　　　　　　　　　　　　　　　　　　　　　　　　　　　　　　　　　　　(山瀧 一)

❻ 総合評価

Q23 医師による面接指導を行いました。総合的な評価をするにあたり、どのような項目について評価を行えば良いのでしょうか。ポイントとなる点や注意点があれば教えてください。

Answer

👉 **Point!**
業務負荷の状況、抑うつの有無、疾病（特にストレス関連疾患）の有無・増悪を確認し、業務と症状の関連性を判断します。また、症状の程度、業務遂行への支障状況などにより、医療措置、就業措置を評価します。

面接指導では、①事前に収集した情報、②ストレスチェックの結果とともに、③面接指導時に労働者から聴取した内容から、健康（ストレス）状態を医学的に判断、評価することになります。

医師が面接指導で確認する内容は、

① 当該労働者の勤務の状況（職場における当該労働者の心理的な負担の原因及び職場における他の労働者による当該労働者への支援の状況を含む。）
② 当該労働者の心理的な負担の状況
③ ②のほか、当該労働者の心身の状況

となっています。

①の「勤務の状況」の確認ですが、事前及び面接時に事業者及び本人から得た情報から、勤務状況（残業や休日出勤の状況）、職務内容、職場環境、裁量権や人間関係、周囲のサポートなどを確認します。そして仕事の身体的、精神的負荷を評価します。負荷は労働者それぞれ感じ方が異なりますので、具体的には個々人のストレスチェック結果の『ストレス要因・周囲のサポート』スコア、ストレスプロフィールでの『ストレスの原因と考えられる要因・ストレスを与える他の要因』指標から本人の負担具合を評価します。

続いて②「心理的な負担の状況」と③「心身の状況」に関してですが、まず心理的な面としてストレスチェックの結果、ストレスプロフィールから心身の反応の程度を確認します。ストレスチェック結果の『ストレス反応』スコア、ストレスプロフィールでの『ストレスによって起こる心身の反応』指標から本人の心理的負担を評価します。

また、①とも関連しますが過重労働の状況を確認する際、睡眠時間の確認も行います。睡眠時間と労働時間との関係で、労働時間が長くない場合両者の関連は弱いとされていますが、労働時間が長くなると関連が強くなると言われているからです。睡眠時間の短縮が脳の疲労回復を妨げ、脳の機能低下から抑うつ状態に至ると考えられています。また面接指導時に抑うつ症状を念頭に置き、睡眠の状況（入眠困難や早朝覚醒、中途覚醒などの有無）、億劫感の有無、興味・関心の変化などがないかなども確認すると良いでしょう。うつ病のスクリーニング検査を用いる

のも一法です。

身体的な面については治療中の疾患、ストレス関連疾患（表）の有無を確認し、増悪がないかを確認します。具体的には、本人の自覚症状や健康診断結果の経年変化などから、疾患の有無、増悪がないかを確認します。

最後に確認しておきたい項目としては、業務以外のストレスです。ストレスチェックの結果から高ストレスとなった要因は、①心身の自覚症状が強い、②症状はそれほど強くはないものの仕事自体にストレスを感じている、または周囲のサポート不足、また③その両方、に大別されますが、特に①の場合、業務以外にストレス要因がある場合があります。ストレスチェックの結果と業務情報から、両者に乖離がある場合には特に確認が必要でしょう。

これらの情報から、心身の状況に対し医療措置が必要かどうか、医療措置を必要としないまでも継続フォローが必要かどうか、業務との関連性を判断し職場環境調整で心身の状況が改善するか、などを医学的に判断します。またこれらの症状のために就業や業務遂行に支障が出ているかどうかを確認し、就業区分や就業上の措置につなげていきます。

ストレス症状についての受診や就業措置の必要性の評価ですが、判断の明確な基準がないのが現状で、面接者の技量によるところが大きくなります。しかし受診指導や就業措置などの判断が、十分な面接指導の下に行われ適切な過程を経たものであることが重要であり、下した評価（判断）について、どうしてそのように判断をしたのか、理由を明確にしておくと良いでしょう。

表　ストレス関連疾患（心身症）

部　位	主な疾病
呼吸器系	気管支喘息, 過換気症候群
循環器系	本態性高血圧症, 冠動脈疾患（狭心症, 心筋梗塞）
消化器系	胃・十二指腸潰瘍, 過敏性腸症候群, 潰瘍性大腸炎, 心因性嘔吐
内分泌・代謝系	単純性肥満症, 糖尿病
神経・筋肉系	筋収縮性頭痛, 痙性斜頸, 書痙
皮膚科領域	慢性蕁麻疹, アトピー性皮膚炎, 円形脱毛症
整形外科領域	慢性関節リウマチ, 腰痛症
泌尿・生殖器系	夜尿症, 心因性インポテンス
眼科領域	眼精疲労, 本態性眼瞼痙攣
耳鼻咽喉科領域	メニエール病
歯科・口腔外科領域	顎関節症

厚生労働省　働く人のメンタルヘルス・ポータルサイト「こころの耳」を一部改変

（小川　真規）

Q24

面接の結果、本人の健康状態の評価や今後の就業配慮の内容についてすぐに判断できず、経過を見る必要がある場合には、どのような対応をすれば良いでしょうか。

Answer

Point!

事業者は、面接指導実施後遅滞なく、就業上の措置の必要性の有無及び講ずべき措置の内容その他の必要な措置に関する意見を、面接を担当した医師から聴くこととされています。「実施マニュアル」には、意見を聴く時期の目安として、「遅くとも（面接実施後）1月以内には聴く」（78ページ）とあることから、労働者の健康状態の評価や今後の就業配慮の内容について、面接ですぐに判断を出せない場合にも、1か月以内を目安に再面談を設定する等、その後の対応方法・対応時期を明確に決めておくことが重要です。

「面接指導を実施した医師は、当該労働者の健康を確保するための就業上の措置を実施するため必要最小限の情報に限定して事業者に情報を提供する必要があり」ます（「実施マニュアル」81ページ）。情報提供の様式は任意ですが、様式例が「報告書・意見書作成マニュアル」の6ページに示されています（巻末CDに収録）。この様式例には、＜面接医師判定（本人への指導区分）＞として、「0.措置不要、1.要保健指導、2.要経過観察、3.要再面接（実施時期）、4.現病治療継続又は 医療機関紹介（複数選択可）」に、＜就業区分＞として、就業制限のない「0.通常勤務」、なんらかの就業制限のある「1.就業制限・配慮」、「2.要休業」に区分を記載する欄があります。

緊急に就業上の措置を講ずべき必要がある場合には、可能な限り速やかに、事業者に意見を伝える必要があります。一方で、面接を実施して、本人の健康状態の評価や今後の就業配慮の内容について、経過を見た上で判断をしたい場合もあります。すぐに判断をできない場合として、次のような場面を想定してみます。

① 面接の際に抑うつ症状などの健康問題が認められるが、労働者が事業者への情報の提供を拒否する場合。
② 面接の際に明らかな医学的な健康問題は認められないが、高ストレス状態を訴えており、労働者が配置転換などの措置を求めてくる場合。
③ 面接の際に労働者から的確な返答を受けられず、健康上の問題があるかどうかを確認できない場合。

この3つの場面の対応と注意事項を考えてみたいと思います。

①の場合には、面接の際に、法に基づく面接指導は事業者に結果が伝わる仕組みである旨を説明し、労働者の了解を得た上で、法に基づく面接指導としてではなく、事業者に伝えないことを前提に、通常の産業保健活動における相談対応として実施します（「行政Q&A」）。その上で、精神科・心療内科等の専門医の受診を促し、専門医の意見を聴きながらその後の対応を決めていくことになります。ただし、就業上の措置を早急にとる必要がある場合には、専門医とともに労働者を説得し、会社に健康状態の評価や今後の就業配慮の内容を伝えていくことになります。

②の場合には、健康問題と労務問題を切り離す努力をすることが必要です。健康問題がないと判断される場合には、労務問題として事業者と話し合いを持つことを促し、これを設定していきます。健康問題の有無を判断できない場合は、専門医の受診を促し、情報共有をした上で専門医からの意見を求めます。健康問題がまったくないわけではないという判断となった場合には、健康問題、労務問題の両面で対応をしていくことになります。就業区分について、本人を交えて事業者・産業医で話し合いをしながら対応をしていくことになります。

③の場合には、精神科・心療内科の専門医の受診を促し、専門医の意見を聴きながらその後の対応を決めていくことになります。

「事業者が医師から必要な措置についての意見を聴くに当たっては、面接指導実施後遅滞なく、就業上の措置の必要性の有無及び講ずべき措置の内容その他の必要な措置に関する意見を聴くものとする」（「指針」9ページ）とされていますが、「面接指導を実施した後、遅滞なく意見を聴く必要があり、遅くとも1月以内には聴くようにしましょう」（「実施マニュアル」78ページ）という記述があることから、まずは、面接後1か月の中で病院受診等の対応を実施し、1か月以内に医師との再面接を設定しておくことが良いでしょう。判断を保留する場合には、その後の対応方法、時期を明確に決めておくことが重要です。

表　判断を保留するケース（例）

ストレスチェック結果	医師面接結果からの健康問題の有無	本来の就業区分	具体的に考えられるケース	対応	注意点
高ストレス者	問題あり	就業制限 or 要休業	①会社側に意見をすることによって、雇用が脅かされるなどの不安を持っていて、治療と説得に時間がかかる場合	労働者の了解を得た上で、法に基づく面接指導としてではなく、相談として対応する。その上で専門医による診断・治療を実施する。	・緊急に就業上の措置を講ずべき必要がある場合を除く。 ・面接時の話がかみ合わないこと自体が症状であることがあることに注意する。
	問題なし	通常勤務	②労働者から配置転換などの措置を要求されるケース	健康問題と労務問題を切り分け、事業者との話し合いを促す。	
	判断がつかない	判断つかない	③面接時の話がかみ合わない	専門医の意見を聴く。	

いずれの場合にも、対応の期限を決めておくことは必要。目安としては1か月程度が妥当。

（古河　泰）

面接継続の場合、2回目以降の面接方法や事業主への報告の際の注意点について教えてください。

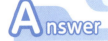

面接指導が2回に及ぶケースは面接指導の結果を単に記載するだけでは問題が解決できないケースが多いと考えられるため、その場合は面接指導の結果の記載内容より、その就業上の措置を決定するまでの話し合いのプロセスが重要です。

　まず大前提として、その事業所により対応は異なると思われますが、法的な面接指導を何回までその事業所で対応するか、という規則を衛生委員会で決定しておく必要があります。事業所の規模や産業保健体制にもよりますが、法的な面接指導は1回のみであるという企業も多いのではないでしょうか。

　また、事業所の制度上の問題から一度きりで面接指導を終えないといけない事業所においても、医学的な判断で次回以降に本人の健康状態を確認しなくても良いレベルであれば一度で面接は終了しますが、次回以降も面談を必要とする場合は、通常の産業保健の枠組みでの面談(以下、通常の産業保健面談)に切り替えて継続する必要があります。

　1回のみの面接指導しか担保されていない事業所では、2回目以降は通常の産業保健面談への切り替えとなります。2回目以降も面接指導を担保されている場合ですが、1回目の面接指導で事業所には「労働者の健康を確保するための就業上の措置を行うために必要最小限の情報に限定して事業所に情報提供した」後ですから、事業所も就業上の措置を情報共有しているので基本的な対応としては通常の産業保健面談の内容とほぼ変わりない内容になります。しかし、その本人への指導区分や就業制限を行う時に情報提供する形式は、会社で規定された任意のものを引き続き1回目の時と同じ様式で行うことになると思います。

　2回目以降の面接指導ですが、1回目の面接指導との違いやメリットは、1回目の面接で知ることのできた健康管理上の問題点やあるいは健康状態の評価が困難であること(Q24)を解決するために事前準備ができることでしょう。

　Q24の③のケースのように、1回の面接指導で健康上の問題があるかどうか判断できない場合、特に精神的な問題を疑う場合は外部の精神科医の判断を情報収集する必要があります。しかし通常の保健診療では本人が困っている症状がない限り成立しにくいので(前著『嘱託産業医のためのストレスチェック実務Q&A』Q59参照)、適切な情報収集ができない可能性があります。また、外部精神科医の判断は医師と患者との治療関係をベースにした医療契約のもとでの判断であり、本人の利益や意向を最優先した判断になりますので、その精神科医の立ち位置にもよ

りますが、その点からも面接指導のための適切な情報収集が困難であると思われます。可能であれば事業所が面接指導について契約をした精神科医のほうが、適切な情報提供を得られると思います。

Q24の②のケースのように、健康問題と労務管理の問題の両方が絡み合ったケースもあります。その場合もできれば精神的健康問題があるかどうかの判断は、事業所と契約をした精神科医が適切であると思われます。その判断を得た上で、治療が必要であれば外部の精神科医につなげる必要があるでしょう。その後に、本人の求めている措置についてどこまで労務管理上の問題として対応するか、どこまで健康管理上の問題として対応するかを判断するために、必要な情報提供できる人物（直接の上司、場合によってはその上の上司、人事）を本人の同意を得て、場合により本人を説得して一堂に集めて面接し相談しながら、事業所側も本人も納得ができるように、妥協点を探りながら就業上の措置を決定する必要があります。

このように面接指導が2回に及ぶケースは、面接指導の結果を単に記載するだけでは問題が解決できないケースが多いと考えられるため、その場合は1回目の報告は可能な範囲の内容にとどめて、2回目の面接指導（あるいは通常の産業保健活動の枠組みでの面談）までの情報収集や関係者を交えた話し合いなど、就業上の措置を決定するまでのプロセスを重視して対応すると良いでしょう。

（鍵本　伸明）

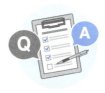

❼ 労働者への指導

Q26 面接指導における労働者への指導とは、どのような内容の指導をすれば良いのでしょうか。また、この部分を他のスタッフに任せても構わないでしょうか。

Answer

> **Point!**
> 面接指導では、労働者自身が適切にセルフケアできることを目標に、生活習慣とストレス対処行動について指導を実施します。医師が指導のすべてを実施することもできますが、それが難しい場合には、医師が必要な指導事項を判断した上で、医師の指示に基づいて保健師や臨床心理士等が指導することも可能です。

　面接指導における労働者への指導では、労働者が正しい知識を学ぶことにより、自らの健康状態に気づき、適切に対処できるように支援することが求められています。面接指導の状況に応じて、①生活習慣の指導、②ストレス対処行動の指導の観点から必要な指導を実施します（「報告書・意見書作成マニュアル」28～30ページ）。

1. 生活習慣の指導
(1) 睡　眠
　昼間に眠気を来たすなど、睡眠に問題がみられる場合には、以下のような指導を行います。
○ 毎日十分な睡眠時間を確保し、休日に寝だめはしない
○ 眠くなってから床に就き、起床時間を一定にする
○ 就寝環境を整える（照明が明るすぎない、遮光カーテンを設置する、寝床でスマートフォンを見ない）
○ 就寝前のリラックスを妨げるような行動（激しい運動、喫煙、夜食摂取、就寝3-4時以内のカフェイン摂取）を避ける
○ 睡眠に関する問題で日常生活に支障を来たしている場合には、専門医に相談する

(2) 飲酒・喫煙
　ストレス解消のためとして毎日飲酒している場合には、耐性が生じて飲酒量が増える場合が多いことや、アルコールが睡眠の質を悪化させ、中途覚醒を引き起こすことを伝え、休肝日を設けるように指導します。酒量についても、1日あたりエタノール換算で25g程度（おおよそ日本酒1合、ビール中瓶1本、焼酎半合、ウイスキーダブル1杯、ワイン2杯程度）にとどめるように指導します。また、就寝前の喫煙は入眠を妨げ、睡眠を浅くするので避けるように伝えます。

(3) 栄　養

　肥満はうつ病のリスクを高めるとする研究もあるので(Luppino,F.S. et al, Arch. Gen. Psychiatry. 67: 220-229, 2010)、適切なエネルギー量について指導します。また、DHAやEPA、葉酸や鉄、亜鉛やトリプトファンといった栄養素の不足がうつ病のリスクを高める可能性が示唆されているので(功刀,医学のあゆみ, Vol244. No5. 417-422)、食事内容に偏りがみられる場合には、欠食せず栄養素をバランスよく摂取するよう指導します。

(4) 休　養

　疲労や心の健康状態に気づくために、毎日少しでも自分の時間を持つように指導します。疲労を自覚している場合には睡眠を充分に確保すると同時に、休日を休養に充てるように指導します。

　また、仕事以外の楽しみを持つことは、仕事におけるストレスから気持ちを切り替えリフレッシュすることに役に立つことを伝えます。例えば、運動は不安や落ち込みが改善するなど、気分に良い影響を及ぼすとともに、入眠をスムーズにし、睡眠時間も改善する効果が期待できますし、他にも旅行に行くなど、場所を変えることで気分転換ができる場合もあり、自分にあったリフレッシュ方法に気づけるよう支援します。

2. ストレス対処行動

(1) 問題解決技法

　ストレスを引き起こしている問題のうち、現実的に対処しやすい問題に着目するよう指導します。その上で問題に対して複数の改善方法を検討し、有効性の高いものから順に実行し、結果を振り返ることが、ストレス軽減につながることを伝えます。

(2) 考え方の工夫

　ストレスによって、本来持っていた考え方の柔軟性が失われると、さらにストレスを重く受け止めてしまい悪循環となる場合があります。不安を引き起こしている考え方のクセに着目し、現実との食い違いを別の視点から見つめ直すことによって、地に足の着いた柔軟な思考を取り戻せるようサポートします。

(3) リラクゼーション法

　心や体の緊張を解きほぐすための方法として、腹式呼吸、自律訓練法、瞑想、ヨガなどを紹介し、自分にあったものを見つけるよう勧めます。

(4) 周囲への相談

　ストレスを抱え込んでいる場合には周囲の信頼できる人に相談し、サポートを求めるよう勧めます。相談することは客観的にストレスを見つめる助けになり、ストレス軽減にも役立つこ

とを伝えます。同時にアサーティブな相談方法（相手も尊重した上で、率直かつ対等に自らの思いや意見を伝えるコミュニケーション法）についても指導します。

(5) うつ病のサインについての情報提供
　抑うつ気分や興味の減退、気力の低下や不定愁訴の増加といったうつ病の兆候について伝え、気づきを促します。もし、サインにあてはまり生活に支障を来たしている場合には専門医に受診するよう勧めます。

　以上の中から、労働者に必要と考えられるものに絞って指導しますが、嘱託産業医活動の時間的な制約を考えると、医師がすべてを実施できないことが想定されますので、現実的には面接指導の一部を切り出して効率化することも検討する必要が出てくるでしょう。つまり、面接内容から医師が、セルフケアについてどんな内容を伝え指導することが必要なのかを判断し、指導の実践内容を明示した上で、保健師や臨床心理士等に実際の指導を医師の指示に基づいて実践してもらうのです。産業保健スタッフが常駐していない事業場であれば、地域産業保健センターの個別訪問事業を活用することも可能ですし（なお、訪問回数に制限があるところもあります）、事業場のメンタルヘルス対策の一環として社外EAP機関と契約している場合には面接の際にその連絡先を伝え、ストレス対処行動に関する助言指導を受けるよう本人に指導することにより、効率的で効果的な指導が実施できます。ストレスチェックに伴う面接指導をひと通り実施した結果、対応に関わるマンパワーが不足すると考えられる場合には、事業者に各都道府県にある産業保健総合支援センターの活用を勧め、事業所のメンタルヘルス支援体制の再構築を促すことも有用と考えられます。

（木村　朋子）

セルフケア指導の一環として、モチベーションをアップさせるなど、メンタルヘルス向上を促すような面接指導の進め方はありますか。

Answer

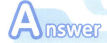

健康でいきいきと働くことでモチベーションがアップするなど、さらなるメンタルヘルス向上につながると考えられます。面接指導において、対象者が自ら気づき、行動できるよう促しつつ進めることが効果的です。

　高ストレス者の面接指導において、その一回の面接だけで劇的な変化をもたらし、モチベーションがアップするということは稀でしょう。まずは、気づきや行動変容を促すことでメンタルヘルス向上へつながる"きっかけ"を作るようにすると良いでしょう。ただし、対象者に疾病性が疑われる場合などは、医療機関への受診勧奨を最優先とすることは言うまでもありません。ここでは、気づきや行動変容を促すためのポジティブなメンタルヘルス活動の考え方を紹介します。

　メンタルヘルス活動の目的を考える時、そもそも、メンタルヘルス不調を引き起こさないという目的が前提となることは言うまでもありませんが、近年はさらに、高いモチベーションとともに生産性を維持向上できるようなメンタルヘルス活動が求められています。以前は企業にとっての生産性の維持向上と、働く人の健康の保持増進とは相容れないものと捉える向きもありました。すなわち、生産性の向上を期すことで負荷が増大し健康を損ねるのではないか、また逆に良好な健康状態を維持しようとすると生産性が落ちるのではないかと懸念されていました。しかし近年、心身の健康増進と生産性を両立させるための考え方の一つとして「ワーク・エンゲイジメント」が提起されています。

　ワーク・エンゲイジメントとは、「仕事に誇りややりがいを感じている」（熱意）、「仕事に熱心に取り組んでいる」（没頭）、「仕事から活力を得て健康でいきいきしている」（活力）の3つが揃った状態を言います。ワーク・エンゲイジメントが高い人は、心身の健康状態が良好であり、実際に生産性が高いことも分かっています。このワーク・エンゲイジメントを高めるためには、個人ベースで行えることと、組織ベースで行うこととに分けることができます。ここでは、セルフケアの観点から、個人が行うワーク・エンゲイジメント向上のためのポイントを示します。

　まず、働く人一人ひとりの個人資源（心理的資源）を強化することが重要です。その方法を順に提示します。

① 自己効力感を高める ： 自己効力感（セルフ・エフィカシー）とは、「自分にもできる」、「必ずできそうだ」というポジティブな考え方を言います。小さな成功体験を積み上げることやスキ

ル向上そのものが自己効力感を高め、困難な問題や課題に直面しても、乗り越えることが出来るようになることが期待されます。特に、高ストレス者や若年労働者は、自己効力感が低いケースが少なくないので、まずはスモールステップアップ方式で、自らの業務の中で出来ることから少しずつ、確実に行っていくことを勧め、自己効力感の向上を意識してもらうと良いでしょう。

② 楽観性や希望を持つ ： ポジティブに捉え、目標に向かうことは、当然ながら心理的資源の強化につながります。精神療法では、「現実の受け取り方」や「ものの見方」を認知といい、認知に働きかけて、心のストレスを軽くしていく治療法を「認知療法・認知行動療法」といいます。認知には、何かの出来事があった時に瞬間的にうかぶ考えやイメージがあり、「自動思考」と呼ばれています。偏った「自動思考」は、楽観性や希望を持つことへの妨げへとつながるため、認知行動療法アプローチとして、認知の歪みの修正といった手法があります。「事実に基づいて考える」、「認知の偏りに注目する」、「視点を変えてみる」といった具体的方法を提案すると良いでしょう。

③ レジリエンスを高める ： レジリエンスとは心理学の用語で、「逆境を跳ね返す力」、「回復する力」等と言われ、「しなやかで折れない心」とも解されています。レジリエンスが高い人は、上手に社会的サポートを求めることができるとされていることから、困難に直面した際には一人で抱え込まず、上司や同僚へサポートを求めるよう指導すると良いでしょう。また、困難な場面において、置かれた状況を上手に受け入れること、あるいは少し異なった角度から状況を見てみることも重要です。目の前に現われた状況への対処行動や思考の過程で、ひと呼吸置いて状況を見直してみるクセをつけるよう指導するのも良いでしょう。さらに、そもそも規則正しい良い生活習慣は、レジリエンスへ良い影響を与えることも分かっていることから、適度な運動や良質な睡眠を心がけるよう指導することも推奨されます。

　面接医がワーク・エンゲイジメントや心理的資源の観点を持ち、面接を進めることは大切ですが、高ストレス者の中には、ポジティブなメンタルヘルスを考える以前に、漠然としたストレスを感じ、「まったくどうしたら良いのか分からない」という労働者も多く見受けられます。そのような場合は、まずストレス要因や問題点を整理し、紐解き、明確にすることから進めても良いでしょう。その後、解決すべき事項の優先順位を定め、改善策の検討、改善策の実施といったステップを踏むことができれば、問題解決やストレス低減、さらにはモチベーションの維持向上へとつながります。ただし、このステップが分からない、自分一人ではこれらステップを十分に踏めない等、サポートが必要な労働者に対しては、面接医が直接アシストすることも可能でしょうが、むしろ上司・同僚の支援を得るための環境づくりを指導すると良いでしょう。医師以外の産業保健スタッフがいるならば、そのサポートをしてもらうと良いでしょう。
　最近はジョブ・クラフティングといった、単なる問題解決に止まらず、さらに仕事のスキルや

働きがいを高める手法も注目されています。ジョブ・クラフティングは「個々人が仕事や人間関係に関して行う物理的・心理的・認知的な変化」と定義されており、仕事のやり方、周囲の人とのかかわり方、仕事への考え方、これら3つの視点について、労働者自らが主体的に修正、再構成など工夫しながら、やらされ感や退屈さを排し、仕事の意義を高めていくプロセスです。

ポジティブなメンタルヘルス活動は研究段階である部分も多く、面接の進め方が確立されていません。面接医にとって、面接の場面で直ぐにモチベーションアップ、メンタルヘルス向上へとつながったと実感することは稀でしょうが、辛抱強く労働者を受容しつつ、気づきを促し、主体性を引き出すことに留意した面接を心がけることが大切だと考えられます。

【参考文献】

島津 明人. ワーク・エンゲイジメント－ポジティブ・メンタルヘルスで活力ある毎日を. 東京, 労働調査会

島津明人. ワークエンゲイジメント：健全な仕事人間とは. Harvard Business Review. 9:32－42, 2014.

島津明人, 種市康太郎編. 産業保健スタッフのためのセルフケア支援マニュアル. 東京, 誠信書房.

島津明人. 職場のポジティブメンタルヘルス：現場に役立つ最新理論－特集に寄せて. 産業ストレス研究. 23: 179-180, 2016.

うつ病の認知療法・認知行動療法マニュアル（平成21年度厚生労働省こころの健康科学研究事業「精神療法の実施方法と有効性に関する研究」）

（西本　真証）

Q28 高ストレス者の面接指導を毎年受ける方がいますが、客観的には勤務状況や心理的負担、その他の状況が特別に大きいとは思えず、本人が不満を述べるだけです。このような場合、どのように対応したら良いでしょうか。

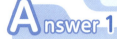 1

　事業者は、面接指導の要否の通知の結果、面接指導を申し出た者に対しては、遅滞なく医師による面接指導を行わなければなりません。ただし、事前に高ストレス者の中から必要に応じて補足的面談を行い、その情報を参考にして、実施者が面接指導対象者を絞り込むことは可能と考えられます。

1. 面接指導の要否の判断

　ストレスチェックの結果から、面接指導の申出までの流れは図のようになります。事業者は、高ストレス者の面接指導対象者として通知後に、面接指導を申し出た者には、遅滞なく医師による面接指導を行わなければなりません。

　高ストレス者の選定は、事前に衛生委員会等にて高ストレス者の抽出方法を決定しておけば、自動的に行っても良いとされています。一方、面接指導対象者は、実施者の確認・判断を経ることなく、自動的に決定することは不適当とされています。実施者の役割の一つは、個人のストレスの程度の評価結果に基づき、医師による面接指導を受けさせる必要があるかどうか判断すること（「実施マニュアル」27ページ）です。「行政Q&A」においても「面接指導が必要かどうかは、実施者が確認・判断しない限り、ストレスチェックを実施したことにはならない」という見解が示されている一方で、厚生労働省は、高ストレス者から面接指導対象者を絞り込むための具体的な基準は示しておらず、その判断は実施者の裁量に任されています。ただし、面接指導対象者の絞り込みには合理的な根拠が必要であり、実施者は、特段の理由のない恣意的な選別は避けなければなりません。

図　高ストレス者の判定から面接指導までの流れ

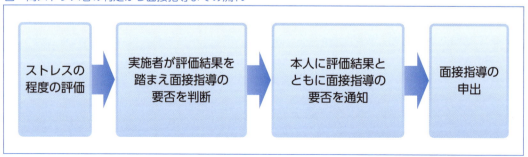

高ストレス者への医師による面接指導において確認すべき内容として、①当該労働者の勤務の状況（業務上のストレスについて）、②心理的な負担の状況（抑うつ症状等について）、③その他の心身の状況（生活習慣・疾病について）が示されています。そのため上記①～③について適切に状況を把握できているのであれば、実施者の総合的な判断により、面接指導を不要としても裁量の範囲と考えられます。例えば、メンタルヘルス等の不調により産業医等の産業保健スタッフが定期的に面談等によって状況を把握できているのであれば、面接指導対象者から除くことに問題はありませんが、高ストレス者の面接指導を毎年受けるという過去の経緯のみを根拠に、面接指導対象者から除くことは不適切といえます。

2. 面接指導時の留意点

　今回のケースのように面接対象者が過剰な不満を訴える場合でも、面接指導を行う医師は、陰性感情（対象者への嫌悪や不信感などのネガティブな感情）を持って対応をしないように留意することが大切です。面接対象者は、疾病性が無かったとしても高いストレスを感じていることは事実であり、面接する医師がその心情を理解し、受容・傾聴・共感といった支持的姿勢をもつことが、面接対象者とのラポール（相互信頼関係）を形成することにつながります。

　一般的にストレスの感じやすさには、環境要因のほかにストレス耐性に関する個体特性が影響しています。例えば、認知の偏りや非合理的な考えが強い人は、周囲は大きなストレスと感じていない場合でも、強く感じるなど、ストレスに対する脆弱性がみられます。ストレスチェック制度の目的は一次予防であることから、面接指導を行う医師は、聴取した情報に基づく医学的な評価と、専門医への紹介を行うのみならず、カウンセリングや傾聴により非機能的な認知や思考に対して適切な助言・指導を行うなどのアプローチも求められるでしょう。

　なお、医師以外の産業保健スタッフがいる場合は、高ストレス者の面接対象者の要否を判断する前に、補足的面談を行うと良いでしょう。補足的面談は、実施者になれる医師、保健師、研修を受けた看護師、精神保健福祉士だけではなく、その他の心理系職種である産業カウンセラーや臨床心理士も面談を行うことができます。補足的面談の結果を参考に、実施者が総合的に判断して面接指導対象者を絞ることは、適切な手続きといえます。

（佐々木　規夫）

Answer 2

👉 Point!

社員の姿勢に振り回されることなく、通常と変わらない対応を心がけます。本人の不満や主張をしっかり聴取し、それらを裏づける事実関係の有無について、本人の了解を得て関係者に確認すべきです。そして職場にストレス反応を引き起こす要因があれば、上司や人事部門と連携して軽減に取り組むことを怠らないようにします。

また、面接対象者が産業医の権限を過大に解釈して自身に有利な意見の提出を期待している場合は、実際に就業上の措置を行うかの判断は事業者が担うということを丁寧に説明する必要があります。

ストレスチェック制度における医師による面接指導の目的は、高ストレス者と選定された者の疾病性の有無や過度のストレス状況が職場に存在するかどうかを判断すること、保健指導によって疾病への進行を予防すること、必要に応じて専門医へ紹介することなどです。さらに、事業者が就業上の措置を適切に講じることができるよう、医学的な見地から意見を述べることも必要です。

これらの役割を適正に果たしていくために面接指導を担当する医師は、対象者の訴え方やその内容で、通常と異なる厳しい対応や甘い対応になることがないように注意する必要があります。担当医師が不満を訴える労働者はおかしい、というような姿勢で面接を行うと、その医師には対象者の気持ちや考えを理解できなくなる可能性があります。面接指導を担当する医師は、カール・ロジャースが提唱するように、対象者の話に価値判断を加えずに関心をむける、対象者の抱いている感情を共感的に理解し寄り添うなどの姿勢に留意し、高ストレス者に対して批判や反論に偏らず相手を尊重した対応を行うことが重要です。

面接指導を行う医師は、対象者が勤務状況から想定される負荷と比較して過剰と感じられるような不満を訴えたとしても、その不満から現に高ストレスになっていることを理解して、予断を持たずに上記の面接指導の目的を踏まえて対応に当たらなければなりません。これは毎年面接指導を申し出る社員の勤務状況が前年度と大差ないと推察される場合でも同様です。そのような姿勢で面接し、対象者の会社への不満が妄想や認知の偏りなど病的な要因によるものかどうかを検討します。もし病的なものが疑われたならば専門医への受診を勧奨し、受診した後に必要に応じて専門医の意見を参考に就業上の措置を行うか否か検討することを対象者に伝えます。

面接での評価から不満が病的ではないと考えられる場合は、ストレス要因に対する就業上の措置の要否、ストレスを要因としたメンタルヘルス不調の有無と受診勧奨の要否について検討して必要な対応を行います。就業上の措置の要否の判断に迷う場合は、対象者に上司や人事・労務担当者との話し合いや、面接指導を担当した産業医を含めた四者で面談を行って、対応を決めるということを提案すると良いでしょう。産業医に訴えれば多くの希望が実現すると過大に

考えている労働者もいますので、このような対応に際して、対象者に対して産業医の役割は就業に関する医師としての意見を述べることであって、就業上の措置を決定するのは事業者であることを説明し、理解を得ておくことも重要です。

なお偏った訴えを繰り返す場合、産業医はパーソナリティ障害を疑うかもしれません。しかしパーソナリティ障害の労働者を治療につなげるのは困難なことが多く、また診断病名として「パーソナリティ障害」が提出されることも極めて稀です。はっきりしない中、職場で対処せざるを得ないことも多いと思われますので、その職場対応の基本を紹介しておきます(吉野聡著、『精神科産業医が明かす職場のメンタルヘルスの正しい知識』(日本法令)より一部改変して引用)。なお、これらのポイントは、他の多くの事例対応でも当てはまる内容だと考えられます。

① 病状をきちんと把握する(躁状態や妄想状態などの鑑別)
② 感情的にならずに冷静に対応する
③ 職場のルールにのっとり対応する
④ 本人の自己決定を誘導する(助言に基づく最終決定を本人に委ねる)
⑤ やりとりや決め事を文書化する

(森口 次郎)

「報告書・意見書作成マニュアル」の「面接指導結果報告書」の中で、判定区分に「要保健指導」がありますが、どのようなことを指導するのが適切でしょうか。

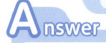

> **Point!**
> ストレスチェック制度の目的は、メンタルヘルス不調の一次予防ですので、高ストレス者がメンタルヘルス不調にならないようにすることは重要なポイントです。指導のポイントしては、①日常生活の中でのストレス対処行動を維持させること、②新たなストレス対処行動や睡眠の質を高める方法を理解してもらうこと、③症状や状況が悪化した際のセルフチェックの方法やその場合の対応を理解してもらうこと等が考えられます。

ここでは、心理療法などの専門的手法ではなく、ごく日常的に利用できることを中心に記述します。

1. 日常生活の視点から
　多くの人は、余暇の時間に、リラックスしたり、仕事から離れた思考をしたり、楽しいと感じたりしています。このような行動を本人から聞き出し、本人の行動を誉めて、それが基本的なストストレス対処行動であることを理解してもらい、今後も続けることが重要であることを認識させることがポイントとなります。
　特に、運動習慣は心身両面のメリットがあるので、運動習慣改善への指導は、特に重要であると考えます。

2. 睡眠の質を高める（「健康づくりのための睡眠指針2014」（厚生労働省）より抜粋）
(1) 規則正しい食生活と定期的な運動が大切
　適度な運動を習慣づけることは、入眠を促進し、中途覚醒を減らすことにもつながります。また、しっかりと朝食をとることは朝の目覚めを促します。睡眠と覚醒のリズムにメリハリをつけることが大切です。
(2) 飲酒・喫煙
　アルコールは、入眠を一時的には促進しますが、中途覚醒が増えて睡眠が浅くなり、熟睡感が得られなくなります。また、就寝前の喫煙は入眠を妨げ、睡眠を浅くします。
(3) 自分の睡眠に適した環境づくり
　温度や湿度は、心地良いと感じられる程度に調整しましょう。就寝前の寝室の照明が明るす

ぎたり、白っぽい色味だと睡眠の質が低下します。また、入浴は、ぬるめと感じる湯温で適度な時間ゆっくりするなど、自分にあったリラックスの方法を工夫することが大切です。

（4）眠くなってから寝床に入り、起きる時刻は遅らせない
　自分にあった方法で心身ともにリラックスして、眠たくなってから寝床に就き、朝起きる時刻は遅らせず、できるだけ一定に保つことが大切です。

3. セルフチェックや産業保健スタッフへの相談タイミング
　ストレスに伴う症状の悪化、特に睡眠や食欲への影響を感じれば、産業医等の産業保健スタッフへの相談を行うように指導しておくことが必要です。業務からのストレスがさらに大きくなったり、業務が改善される予定であったのに改善されない場合なども、産業保健スタッフが経過を聞けるように本人に指導しておくことも適切と考えます。

4. その他の保健指導
　カウンセリングに誘導することや定期的な保健師等との面接を継続することも、保健指導の範疇で捉えると良いのではないでしょうか。

（土肥　誠太郎）

Q30
一回の面接指導だけでは総合評価に自信がありません。このような場合、どのような対応が適切でしょうか。また、対応上嘱託産業医の場合と専属産業医の場合とで違いはあるのでしょうか。

Answer

Point!
一回の面接指導で評価することが難しい場合には、再度面接を実施するなどして適切な評価と指導を行うことが望まれます。嘱託産業医は、訪問回数や執務時間に限りがありますので、事業場外での面接実施、他の産業保健スタッフとの連携、情報通信機器を活用したフォローアップなどを行うことも対応の一つと考えられます。

面接指導を行う場合には、労働者が安心して話ができる環境と雰囲気を整えるとともに、時間内に効率よくポイントを押さえた質問と指導をすることが求められます。特に初回の面接では、面接希望者の体調、業務、職場環境等の事前情報が十分でなく、信頼関係が構築されていない中での面接も多く、定められた時間内に回答や情報をうまく引き出すことができず、適切な評価や指導が難しいケースが生じることも想定されます。

一回の面接指導で総合評価をすることが難しい場合や、面接指導後一定の経過観察期間を設けて再度体調確認やフォローアップが必要な場合には、複数回の面接を実施することが望まれます。

嘱託産業医の場合は、専属産業医に較べて、事業場への訪問回数や執務時間が相対的に少ないため、以下のように面接指導の事前や事後の対応を含め実施方法を工夫し、時間内に効率的かつ効果的に面接指導を終了する方法の検討が必要です。

【対応例】

1. 事前の補足的面談の実施
高ストレスあるいは要面接指導の対象者が多い場合には、法令に基づく医師の面接指導の対象者を絞り込むために、補足的面談を実施することが可能です。ストレスチェックの高点数者に対して、まずは通常の産業保健活動の一環として産業医や保健師等が面談を実施し、その結果をもとに実施者が高ストレス者や医師の面接指導の対象となる者を選定します。

2. 医師の面接指導を複数回実施
一回の面接指導で適切な評価や指導をすることが難しく、面接指導を完了することができなかった場合には、再度面接指導の機会を設ける必要があります。

しかし、次回の事業場訪問までの間隔が空き、早急な面接機会の設定が難しいような場合には、事業場外（クリニック等）での面接、情報通信機器を活用した面接、他の医師や産業保健スタッフの面接（面談）結果の活用などにより、適切な評価・指導ができるような対応を検討することが必要です。

その際の2回目以降の面接指導の取扱い、臨時訪問や事業場外での対応等にかかる費用等については、事業者と協議する必要があります。

3. 事後のフォローアップの実施

面接指導終了後に、一定の経過観察期間を設けて再度体調確認やフォローアップのための面接（面談）が必要になることもあります（表）。また、面接指導において、専門医への受診勧奨や就業制限等の事後措置を実施した者については、継続的に産業医等産業保健スタッフによるフォローアップをすることが望まれます。

その場合、本人同意のもとに、主治医、人事担当者、管理監督者と情報交換や連携を適宜行い、適切な治療と就業上の措置が実施できるような配慮が必要です。

表　複数回の医師面接が必要になる場合

- 一回の面接指導では、時間的に適切な評価や指導ができなかった場合
- 適切な評価をするために一定の経過観察期間後の確認が必要な場合
- 事後措置実施に際し、人事担当者や管理監督者が同席する場が必要と判断した場合
- 継続的なフォローアップが必要な場合（受診状況確認、就業上の措置見直し）　　等

図　効率的な面接指導を実施する工夫

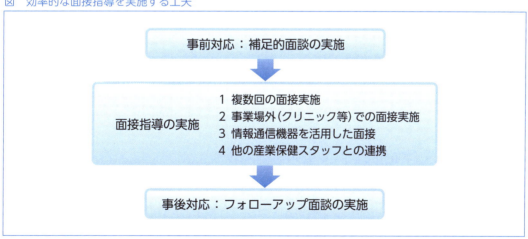

（城戸　尚治）

❽ 相談機関、専門医へ紹介

Q31
面接指導の結果で医療機関を受診させるほうが適切と考える基準や考え方について教えてください。また、受診要否の判断の参考にできる質問票などはあるのでしょうか。

Answer

Point!
まず受診の要否を判断するためには、仕事を含めた日常生活に支障を来たす自覚症状があるか否かの確認が必要です。この自覚症状には精神症状と身体症状があり、精神症状の確認には必要に応じて、うつ病のスクリーニング検査や構造化面接などが利用できます。

　面接指導において確認すべき事項等（表1）には、当該労働者のストレスチェック結果のほか、「勤務の状況」、「心理的な負担の状況」、「その他、心身の状況」の3点について確認することとされています（「指針」9ページ）。また、その面接指導の中で医学上の指導を行う項目として、「保健指導」、「受診指導」が挙げられています（「実施マニュアル」70ページ）。したがって、うつ病等の診断をする必要はありませんが、受診させるべきかどうかの判断、受診勧奨については面接指導の役割の1つとして求められています。

　実際の面接においては、表1の②や⑤などの項目について詳細な状況を聴取する上で、メンタルヘルス不調の有無を直接確認することが多いと考えられます。その症状には身体症状と精神症状（心理的な負担の状況）がありますが、精神症状を確認する際には、「抑うつ症状等について把握」し、「必要に応じて、CES-Dなどのうつ病のスクリーニング検査や構造化面接法を行うことも考えられる」とされています（「実施マニュアル」69ページ）。

表1　面接指導において確認すべき事項等

ストレスチェック結果の確認（3領域）	① 心理的な負担の原因に関する項目 ② 心理的な負担による心身の自覚症状に関する項目 ③ 他の労働者による支援に関する項目
面接の場で確認する事項	④ 勤務の状況 ⑤ 心理的な負担の状況 ⑥ その他の心身の状況
労働者に対して行う医学上の指導	⑦ 保健指導 ⑧ 受診指導

　その例示として、「報告書・意見書作成マニュアル」の中に、抑うつ症状に関する質問項目等の点数が高い場合に使用できる質問とその手順が掲載されています（図、巻末CDに収録）。質問内容が標準化されている点と該当項目に沿って順に対応できる点が特徴で、受診勧奨の有無を

比較的簡易に判定できる仕組みとなっています。これらは簡便で利用がしやすい反面、実際の面接においては労働者にとって機械的に質問され、判断される印象を持つことがあります。面接の中では、これらの質問をうまく組み入れながら、受診勧奨の必要性を判断する上で活用できると良いでしょう。また、フロー図の下部において、うつ病の疑いがある場合に、経過観察で良いのか判断に悩むケースが出てくることもあります。短い間隔で経過観察することが難しい場合には、受診勧奨をしておくことも考えられます。

表1の⑥では、定期健康診断の結果やストレスチェックから得られた情報をもとに、自覚症状、生活習慣、既往歴などの状況について、ストレスとの関連を中心に広く聴取します。その際、高ストレス者の場合には、表2のような疾患、症

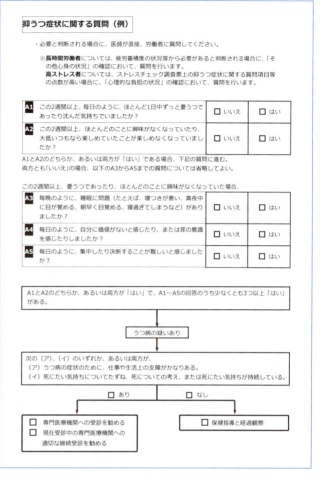

図

状についても留意しておくと良いでしょう（参考：「報告書・意見書作成マニュアル」24ページ）。心身症として様々な症状が出やすい状況にあることを念頭に対応する必要がありますが、他の身体疾患を含め、精査する必要があることも多く、症状に応じて受診勧奨します。また、既に通院中の場合は継続通院の必要性について説明します。

ストレスが業務と関連していることが疑われる場合は、そのストレス要因の変動と症状の変動も参考情報の1つです。例えば、一時的に増加する残業や納期のある仕事と症状の程度、職場で起こったストレスフルな出来事の前後、異動やチーム替えなど新たな環境への適応過程など、ストレスの自覚とともに症状が変動することもあります。近々、ストレスのかかる環境が改善する見通しがあり、症状の程度も軽い状況であれば、注意点を伝えた上で症状の経過を見ることもできますが、反対に症状の程度として判断に悩む状況であっても、働き方としてストレスが増える見通しがある、もしくは改善の見通しがない場合には、受診を勧めておくことも良いと思われます。ただし、極力そのような働き方や職場環境の改善を図ることが重要です。ストレスによって引き起こされる症状は、ストレスのかかる時期に即座に反応するものや、遅延して

出るもの、慢性症状のような形で出るもの、逆に予期不安のような形で先に症状が出るものまで様々です。仕事との関連性を見ながら、症状の強さ、持続期間、本人の悩みや苦痛の程度、仕事や生活への支障の程度などを確認した上で、精査や治療の必要がある場合や、悪化の可能性があるために専門医に経過を診てもらう必要がある場合などは、受診を勧めておくと良いでしょう。

表2 ストレスと関連しやすい疾患・症状

部　位	主な症状
呼吸器系	気管支喘息, 過喚気症候群
循環器系	本態性高血圧症, 冠動脈疾患（狭心症, 心筋梗塞）
消化器系	胃・十二指腸潰瘍, 過敏性腸症候群, 潰瘍性大腸炎, 心因性嘔吐
内分泌・代謝系	単純性肥満症, 糖尿病
神経・筋肉系	筋収縮性頭痛, 痙性斜頸, 書痙
皮膚科領域	慢性蕁麻疹, アトピー性皮膚炎, 円形脱毛症
整形外科領域	慢性関節リウマチ, 腰痛症
泌尿・生殖器系	夜尿症, 心因性インポテンス
眼科領域	眼精疲労, 本態性眼瞼痙攣
耳鼻咽喉科領域	メニエール病
歯科・口腔外科領域	顎関節症

（大﨑　陽平）

Q32

面接指導の結果、医療機関受診が適切と判断しました。紹介状などの診療情報提供書を作成する義務があるのでしょうか。また、作成する場合の費用の考え方や、産業医でなく面接指導のみ担当した場合の専門医からの返書の取扱いはどのようにしたら良いのでしょうか。

Answer

Point!

面接指導の結果で医療機関受診が適切と判断し、対象者が紹介状等の作成を希望しても、面接指導を行った医師には紹介状等を作成する義務はありません。事業者への面接指導結果報告書に「専門医を受診することが必要（適切）」等を記載して、対象者にもその旨を口頭、もしくは別の様式等で伝えることになります。

紹介状等を作成する場合の費用の取扱いは、事業者と事前に協議しておくことが適切です。

面接指導を行う医師が産業医等ではない場合で紹介状等を作成する場合には、紹介状等に「返信は必要ない」または本人との合意に基づき「返信の方法」を付記することが適切です。

1. 紹介状等の作成義務

対象者が面接指導後に適切に行動するためには、面接指導の結果が本人にも適切に伝わるような工夫が必要です。就業上の措置に係る意見書の作成にあたっては、本人とも十分に協議することが適切ですので、厚生労働省の「報告書・意見書作成マニュアル」に掲載されている「面接指導結果報告書」と「就業上の措置に係る意見書」（巻末CDに収録）の写しを本人に渡すことも考えられます。しかし、就業上の措置に係る意見のすべての内容を本人に開示するとなると、その内容が本人の希望に引きずられてしまうことが危惧されるため、「面接指導結果報告書」の写しのみを本人に通知する方法も考えられます。さらに、本人への通知内容としては、「面接医師の判定」と「就業区分」を伝えることが重要ですので、図の「面接指導結果通知（本人用）（例）」（巻末CDに収録）などの書式を準備することが最も適切と考えます。医療機関受診の際にこの通知を本人が医療機関へ持参することにより、ストレスチェック制度に基づく高ストレス者として面接指導を受け、面接医師から専門医受診が適切であるとの判断を受けたことが医療機関へも伝わります。

産業医として面接指導を行った場合、医療機関受診後の状況把握のため、紹介状等を作成して医療機関に持参させることが適切であると考えます。

2. 産業医でなく面接指導のみを担当し紹介状を作成した場合の専門医からの返書の取扱い

1で記載したような方法で、対象者に面接指導の結果を文書等で通知している場合には、返書の取扱いの問題は生じないものと考えます。しかし、対象者から見れば、病院を受診する際に「紹介状等」があったほうが、病院を受診しやすく受診への障壁が低くなります。また、医療機関を受診し治療が開始されれば、就業上の措置を変える必要も生じるかもしれません。

そこで、紹介状等を作成した場合には、「返信の必要はない」旨を記載するより、本人と協議の上、「本人の事業所の産業医宛に返信をしてもらうよう」に紹介状等に記載するのが適切と考えます。事業所の産業医が選任されていない場合や、選任されていても十分に機能していない場合も考えられます。このような場合には、本人と協議の上、受診した事実を本人から事業者へ口頭で伝えるように指導することが考えられます。この場合、事業者にも本人がきちんと病院を受診したか確認するように指導を行うことや、「面接指導結果報告書」のその他の特記事項などに、「病院受診の確認を行ってください」などを記載しておくことが必要と考えます。

産業医でなく面接指導のみを担当し、医療機関受診が必要と判断した場合は、「面接指導結果報告書」のその他の特記事項などに「貴事業所の産業医が紹介状等を作成することが適切と考えますので、貴事業所の産業医とご相談ください」と記載して、紹介状の作成を産業医に委ねる方法も考えられます。

図

【面接指導結果通知（本人用）】（例）

面接指導結果報告書

対象者	氏名		所属	
			男・女	年齢　　　歳

勤務の状況 （労働時間、労働時間以外の要因）	

心理的な負担の状況	（ストレスチェック結果） A.ストレスの要因　　　点 B.心身の自覚症状　　　点 C.周囲の支援　　　点	（医学的所見に関する特記事項）

その他の心身の状況	0. 所見なし　　1. 所見あり（　　　　　　　　　）

面接医師判定	本人への指導区分 ※複数選択可	0. 措置不要 1. 要保健指導 2. 要経過観察 3. 要再面接（時期：　　　　　　） 4. 現病治療継続　又は　医療機関紹介	（その他特記事項）
	就業区分	0. 通常勤務　　1. 就業制限・配慮　　2. 要休業	

医師の所属先		年　月　日（実施年月日）
	医師氏名	

（土肥　誠太郎）

面接指導の結果、治療が必要な場合や専門医による評価が必要と判断した場合に、スムーズに受診してもらうための受診勧奨の方法を教えてください。また、本人から就業上の配慮を事業者に伝えることは構わないが、医療機関を受診することは伝えないでほしいと要望された場合、どのように対応すれば良いのでしょうか。

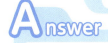

 Point!

　スムーズに受診につなげるためには、本人へ受診が必要な理由を説明し理解を得ておく必要があります。受診につなげるまでの手続きをシンプルにして、受診後の対応や流れについてあらかじめ伝えておくと良いでしょう。就業上の配慮を事業者に伝えるにあたっては、面接指導の最後に、伝えて良い内容、伝えたくない内容、状況により伝えなければならない内容を確認しておく必要があります。

　ストレスチェックの結果で高ストレス者の場合、すでに心身のストレス反応も大きく、仕事のストレス要因・周囲のサポート状況についても改善が必要なレベルにあります。さらに治療や専門医による評価が必要な状態ですので、専門医への受診については緊急性も考慮しながらできるだけ速やかに受診につなげることが必要になります。

　面接指導の結果、睡眠障害や抑うつ症状があり本人自ら専門医を受診したいという希望がある場合は、比較的スムーズに受診につなげることができます。一方で本人が、受診したほうが良いのかわからず判断がつかない場合や、不調があること自体を否定する場合があります。この場合はストレスチェックでストレス反応が大きいという結果だけでなく、実際に日常生活や業務に支障を来たしている事象を示して改善に向けた取り組みを促すといいでしょう。例えば不眠が続いて日中の眠気が強い場合は、倦怠感・疲労感などが日常生活に影響することもあり、また業務中の居眠りや休養室での休養・昼寝、体調不良に伴う突発的な有給休暇の取得頻度の増加などが挙げられます。このように具体的に例示することで本人の気づきにつながり、問題意識を本人と共有することでスムーズな受診につなげることができます。

　また受診すること自体に抵抗がある場合があります。これには病気であることを認めたくない、受診して服薬すると長期服用が必要となり薬に依存してしまうのではないかという気持ちが表われることがあります。会社に知られることにより人事異動や評価が下げられるのではないか、休職や退職を勧められるのではないか、自分だけ休んで周りに申し訳ないといった不安や後ろめたい気持ちが背景にあることも多いようです。このような時は、まず現在の体調について専

門医の視点でしっかり評価し改善につなげることの重要性を伝えます。次に現在の体調が継続することにより、今後体調が悪化する懸念があることを伝えます。さらに体調不良による休業日数が増加し業務遂行において支障が出てくる、すなわち会社による健康面への配慮が必要なレベルになると、受診勧奨ではとどまらず就業制限が必要になることもある、というような見通しを伝えておくと、早めの受診への理解を得やすくなります。会社の休業や休職に関する制度については、人事担当者につなげて説明してもらうと良いでしょう。休業・休職に関する会社の基本的な考え方や復職支援に関してどのような対応がとられるかを本人に理解しておいてもらうだけでも、受診に対する不安が解消することも多いようです。

　実際に受診につなげるまでのプロセスをシンプルにしておくことも重要です。最初に受診先を決定し早期の初診につなげるには、会社近くの内科だけでなく心療内科、精神科、睡眠外来、頭痛外来のあるクリニック、病院をリストにして準備しておくと良いでしょう。初診に必要な手続き（事前予約の要否など）、可能であれば初診までにかかる期間も把握しておくと速やかな受診につなげられます。なお本人が自宅近くの通院を希望する場合、産業医から専門医を紹介できると良いのですが、該当する医療機関がない場合は、医療機関の検索方法を提示して交通の便・診察時間などから本人に決めてもらうと良い場合があります。必要に応じて情報提供書・紹介状を作成すると、確実に情報が伝わり、本人にとって受診のハードルも下がります。また、情報提供依頼書の形式をとることにより、紹介先からの返信も期待でき、就業上の注意事項など参考になる情報が得られ、産業医と主治医双方の情報を共有し、質の高い連携につながります。

　「報告書・意見書作成マニュアル」の様式例にある項目（同マニュアル11ページ）を参考に、就業区分と就業上の措置を事業者に伝えることに問題はありません。ただし、判定結果には現病治療継続や医療機関紹介についてチェックする欄があり、医療機関を受診することを事業者に伝えることを本人が望まない場合や、専門医による評価を待つ段階であればチェックしない選択をしても良いでしょう。しかし逆に、就業上で何らかの配慮が必要な場合や、長時間労働や業務負担に伴う疲労などで受診の遅れや何らかの不具合が生じうる場合は、報告書に記載しないことにより、具体的な対応につながらない、あるいは対応が遅れる恐れもあるため、こういったデメリットもきちんと本人に伝えておくほうが良いでしょう。また事業者に伝えたくない理由を再度確認し、それでも伝えたくない場合は、産業医面談によるフォローを予定しておき、受診結果を確認後に就業上の配慮が必要な場合は伝えることにしておくと良いでしょう。ただし体調の不安定など、次回の面談までに体調不良が発生した場合や産業医が勤務日ではない時を想定して、現状より体調が悪化した時は、早急に医療機関を受診するよう伝えておきましょう。また体調不良が発生した時には、本人から直接事業者や上司・人事担当者に伝えて支援をお願いすることで、緊急時に備えた対応としてもスムーズに進めやすいことを伝えておくと良いでしょう。

表　面接指導時に準備しておきたいもの

(1) 近隣医療機関の リスト 　プリントしてファイル 　しておく	・精神科、心療内科、専門外来（睡眠外来、頭痛外来など） ・連絡先、診療時間、地図（最寄駅など） ・初診の手続き（予約の要否、初診までにかかる期間の目安）
(2) 社内外相談窓口	・産業保健スタッフによるメンタルヘルス相談窓口 ・EAP、健康保険組合などのメンタルヘルス相談窓口（電話・メール・面談） ・こころの耳（電話相談「こころの耳電話相談」、「こころの耳メール相談」） 　http://kokoro.mhlw.go.jp/mail-soudan/
(3) 医療機関情報の 検索先 　提示できるとよい	・厚生労働省　医療情報ネット：都道府県別の医療機関情報提供 　http://www.mhlw.go.jp/stf/seisakunitsuite/bunya/kenkou_iryou/iryou/teikyouseido/ ・地区医師会ホームページ：地域ごとのかかりつけ医 ・保健所または、都道府県・市町村ごとにある保健福祉の窓口　など

（松井　春彦）

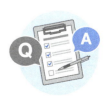

3. 事業者への意見具申
❾ 面接指導結果報告書の作成

  面接指導結果の報告書や意見書について、事業者への提出に際して労働者本人の同意を得る必要はありますか。また、その報告や意見内容について、人事部門の担当者や職場の上司に説明を行う必要の有無や、どこまで共有して良いものか教えてください。

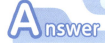

 Point!
　面接指導を実施した後の報告書や意見書の内容を事業者に伝えることについては、就業上の措置を実施するために必要な情報に限定すれば労働者本人の同意は必要ありません。スムーズに就業上の措置を進めるためには、過不足のないように人事部門の担当者や職場の上司と共有し連携することが必要となります。

　ストレスチェック制度上、面接指導を実施した後の就業上の措置に関する医師の意見は、必要な情報に限定すれば本人の同意が無くても事業者に伝えることができる仕組みです。ただし円滑に進めるためには、面接指導において労働者本人に意見の内容について事前に説明し、了解を得た上で実施することが望ましいとされています（「行政Q&A」）。また、面接指導を実施した医師は、「就業上の措置を実施するため必要最小限の情報に限定して事業者に情報を提供する必要があり、診断名、検査値、具体的な愁訴の内容等の生データや詳細な医学的な情報は事業者に提供してはいけません」（「実施マニュアル」81ページ）とされています。

　面接指導結果の報告書・意見書（面接指導結果の記録）には様式例があり（「報告書・意見書作成マニュアル」6～7ページ、巻末CDに収録）、ここに例示されている項目が事業者に伝える項目として挙げられます。ただし、①報告書の面接医師判定欄中の、本人への指導区分の「4. 現病治療継続 又は 医療機関紹介」や、②意見書の「医療機関への受診配慮等」、また③「その他（連絡事項等）」欄の自由記述において、メンタルヘルス不調に関連して定期通院をしていることや、面接指導の結果から医療機関への受診が必要と判断されたことに関する記述を会社に知られることに抵抗のある労働者もいます。そのため、こうした内容を記載する際には、労働者にその旨を伝えて同意を得ておくほうが良いでしょう。

　一方で、どうしても労働者が受診をすることを事業者に知らせてほしくないと要望される場合もあります。この時、面接指導結果の報告書や意見書にその旨を記載しておかないと、受診や業務上の配慮など必要な支援が十分かつ速やかに得られないこともあるため、できるだけ記載できるよう労働者に良く説明し理解を得ることが望ましいでしょう（Q33参照）。

　そのほか面接指導の場において、高ストレスの背景に職場でのハラスメントやいじめの訴え

がある場合があります。その際、面接指導結果の記録に特定の個人名を挙げるのは避け、労働者の同意のもと社内の関係部署や管理監督者等と共有・連携して、当該部署に対応を委ねるなど慎重な対応をしたほうが良いでしょう。

　また就業上の配慮に伴い、部署内の業務負荷が軽減・平準化されると良いのですが、意見書を出しても根本的な対応につながらない場合があります。例えば、上司が業務量を減らす必要があっても、もともとの業務の遂行自体が本人任せになっている場合は、上司が管理せず結果として対応が本人任せとなってしまうことがあります。また業務負荷が適切に振り分けられないと労働者間の不均衡により特定の同僚に負荷が集中する場合もあります。こうしたことからも、就業制限に関する意見を出す時は本人とよく話をしておき、なるべく実態に合った内容とし、状況によっては上司や人事担当者同席のもとで最終判断するなどの対応が望ましい場合もあります。意見書については、暫定的に意見を具申し、受診結果の確認後や、当該部署での対応後など、必要に応じて意見書を更新すると良いでしょう。

　なお面接指導の場で聴取した内容によっては、面接指導を行った労働者本人にとどまらず、職場の複数のメンバーにも同様の負担（ストレス）があること示唆する内容が含まれる場合があります。例えば、部署全体の業務負荷が多い場合に、面接指導の対象者個人の長時間労働の実態を把握するにとどまらず、現状を聴取する過程で複数名の長時間労働の実態がある、またパワーハラスメントでも複数のメンバーへの影響が示唆される場合などです。緊急性が高い場合は、本人の同意のもと関係者間で連携、調整します。比較的対応に余裕のある場合は、意見書の「職場環境の改善に関する意見」欄で長時間労働の削減について注意喚起をしたり、人事担当者に対しては面接指導がきっかけとは伝えずに職場の実情を聞いてみたり、必要に応じて調査や対応を求めることも考えられます。また、集団的分析を行う場合は該当部署の分析結果を評価し、衛生委員会等の場で審議を行うなどの職場環境の改善につなげることもできます。

　次に面接指導結果の報告や意見内容を共有する範囲についてです。面接指導を実施した医師からの報告書・意見書は、人事部門のみで保有し、そのうち意見書部分にあたる就業上の措置の内容など、職務遂行上必要な情報に限定して、該当する労働者の上司に提供するという方法があります（厚生労働省「ストレスチェック制度実施規程例 第30条 面接指導結果の共有範囲」）。ただし職務遂行上必要な情報は労働者により様々であり、具体的な就業上の措置を判断する時は労働者本人、職場の上司、人事部門担当者の4者で産業医面談を行うと、意見や方向性を4者で共有できることに加え、スムーズな相互の連携も期待できるでしょう。

　また、事業者はストレスチェック制度の実施責任者であるものの、事業者の役割を人事部門の管理監督者などが、それぞれ委任されて権限と責任をもって職責のもとに行っている場合があります。事業者に対して面接指導を実施した医師は意見の具申を行いますが、その結果、ストレスチェック制度を所管する人事部門の担当者が意見内容に疑義がある場合や、職場環境に関して現状を産業医に説明してから意見を再確認したいなどの申出がなされる場合があります。打ち合わせの機会をもうけて、事業者からの疑義内容を確認し、また共有する内容を吟味しながら、今回の判断に至った見解をしっかりと説明をしておくと良いでしょう。

（松井　春彦）

Q35
「報告書・意見書作成マニュアル」の「面接指導結果報告書」例示では、「面接医師判定」に指導の区分(医師判定)を記載して、別途就業区分を記載する形式になっています。総合評価の考え方やステップを教えてください。

Answer

Point!
医師判定は、まず大きく①要医療、②要観察、③異常なしに分類して、さらに「要医療」は、現病治療継続または医療機関紹介に分類し、「要観察」は、要経過観察または要再面接に分類し、「異常なし」は保健指導または措置不要に分類するように、段階的に考えることが適切でしょう。さらに、「要医療」と判断すれば、就業上の措置が必須であると考え、「異常なし」と判断すれば、極端な長時間労働に対する就業上の措置以外は不要と判断できます。「要観察」と判断した場合、どのような場合に就業上の措置が必要なのかを考えることになります。

以下に記載する考え方は、筆者の経験等に基づくものであります。

1. 医師判定
判断は、それぞれ以下のような場合が該当すると考えられます。

(1) 要医療
- 治療中の疾病の悪化が見られる場合
- 脳・心疾患の症状がある(疑われる)場合
- メンタルヘルス不調の症状が明らかに出ている場合(「報告書・意見書作成マニュアル」25ページの(6)抑うつ症状に関する質問(例)等を参照)
- 睡眠不足・不眠を含めた生活リズムの変調が著しい場合
- その他の検査所見(特に高血圧・糖尿病・脂質異常症など)で、医療機関の受診が必要と考えられる場合
- すでに治療している疾患があり、治療の継続が必要な場合(現病治療継続に該当)

(2) 要観察
- 今までに経験のないストレスと感じている場合
- 今までに経験のない長時間労働になっている場合
- 2〜3か月の内にストレスや労働時間の改善を見込めないと本人が考えている場合
- 睡眠などの生活リズムの乱れを自覚しており、休日などで修正ができていない場合

- ストレスや長時間労働に伴うと考えられる自覚症状の悪化を感じている場合
- 検査所見で経過観察を要する異常がある場合

　なお、要再面接と経過観察をどのように使分けるかについては、筆者は下記のとおり考えています。

① 要再面接

　要再面接は、フォローする時期を明確にしておくことが適切ですが、
- 今回の面接だけでは、就業上の制限・配慮が必要かどうか決められない場合
- 医療機関紹介が望ましいと判断したが、本人が受診を拒む場合
- 要観察と判断したが、その中でも要医療に近いと思えた場合

　などは、短期間(1か月以内)の要再面接とすべきでしょう。

② 経過観察

　経過観察は、産業保健スタッフや事業者が、本人の体調を確認するような場合に用いることが適切と考えます。したがって、その他の特記事項等に、「1〜2か月後、貴事業場の産業医もしくは産業保健スタッフが本人の体調を確認してください」などを記載することが良いのではないかと考えます。

(3) 異常なし

- ストレスや労働時間が非常に多くなっていることを自覚しているが、ストレスや労働時間の改善が2〜3か月で調整できると考えている場合
- 睡眠などの生活リズムの乱れを自覚しているが、休日などで修正でき、身体的・精神的休養を取れている場合
- ストレスや長時間労働に伴うと考えられる自覚症状の悪化がない場合
- 検査所見で経過観察を要する異常がない場合

① 措置不要

　注意すべき症状や症状の経過の見方などを本人に説明し、追加で保健指導を要しない場合に用いるのが適切でしょう。

② 保健指導

　注意すべき症状や症状の経過の見方などを説明するとともに、ストレスに対する気づきを高めることなどを目的に、別途保健指導が適当と思われる場合に使用するのが適切と考えます。ただし、誰が保健指導を行うかが問題であり、事業場の産業医を含めた産業保健スタッフの状況を考慮して判定すべきでしょう。無論、生活習慣病に関する保健指導が十分に行われていない場合などに用いることも考えられます。

2. 就業区分

　「報告書・意見書作成マニュアル」の「就業上の措置に係る意見書」では、就業区分を①通常勤務、②就業制限・配慮、③要休業に分類しています。通常勤務は、医師判定で異常なしが該当し、

就業制限・要休業には医師判定の要医療が該当すると考えられます。また、本人がストレス等に伴う症状のために勤務が困難と考えている場合を除き、専門医の受診なしで「要休業」の判断を行うことはまれだと考えます。「要医療」と「要観察」の場合の就業上の措置をどのように行うかが問題になります。

就業区分の判定には、本人の意見のみならず、職場管理者の意見や主治医の意見を総合的に判断する必要があることに注意が必要です。

(1) 要医療の就業上の措置
① 労働時間
時間外労働を45時間／月以下（望ましくは20時間／月以下）に制限することは基本的事項と考えます。逆に、時間外労働の禁止、労働時間の制限、変形労働時間制または裁量労働制の対象からの除外などは、十分な協議の上で記載すべき事項でしょう。また、その他の事項には疾病と就業の両立支援の観点からの意見を書くことなどが考えられます。

③ 労働時間以外の事項
就業場所の変更、作業の転換、深夜業の回数の減少、昼間勤務への転換などは、就業形態の大幅な変更であり、十分な協議の上で記載すべき事項でしょう。したがって、「その他」として、まずは、本人が最も負担と感じている作業や業務の軽減を求めることが適切と考えます。

(2) 要観察の就業上の措置
時間外労働が80時間／月を超えるような場合や、事業所の労使協定に違反するような場合、時間外労働を一定のレベルで制限することが適当と考えます。

① 経過観察と判断した場合
上記を除き就業上の措置は必要ないと考えます。しかし、職場管理者がストレスチェック制度を十部に理解しているとは限らないので、本人が業務から強いストレスを受けていると感じている場合には、「その他（連絡事項等）」などで、職場管理者に向けて「業務によるストレスが高い状況と考えられましたので、業務内容について本人とよく話し合ってください」などの意見を付記することも適切でしょう。

② 要再面接と判断した場合
現状で、就業上の措置等を判断できない場合を除き、「要医療」と判断した場合と同様に考えることが適切でしょう。

3. 十分な協議
就業上の措置に関する意見を述べる場合には、職場管理者・本人・人事部門等と十分な協議を行う必要があり、面接指導のみを行った医師は、作業の軽減の必要性のみを記入して、産業医が主治医等の意見を収集したのち、産業医と職場管理者等が十分な協議の上で事業者に決定するように求めることも可能でしょう。

（土肥 誠太郎）

Q36

面接指導の結果報告書や意見書は、厚生労働省のマニュアルにあるものではなく、オリジナルのものを使って構わないでしょうか。

Answer

Point!

厚生労働省の示したマニュアルにある報告書・意見書は例示されたものです。これに記載して事業所に提出しても良いのですが、面接指導担当医がオリジナルのものを作成して利用しても構いません。その際、事業者の面接指導結果の保存義務の要件を満たすよう、注意が必要です。

　面接指導の結果の記録及び保存については、労働安全衛生規則第52条の18第2項に規定されており、「指針」において、事業者に面接指導の結果に基づいて表に掲げる事項を記載した記録を作成し5年間保存することを求めています。また、面接指導結果の記録の作成にあたって、面接指導を実施した医師は、労働者の健康を確保するための就業上の措置を実施するため必要最小限の情報に限定して事業者に情報を提供する必要があること、すなわち、「診断名、検査値、具体的な愁訴の内容等の生データや詳細な医学的な情報」は事業者に提供してはいけないとしています。さらに、面接指導結果の記録は、表の①～⑦の事項が記載されたものであれば、面接指導を実施した医師からの報告をそのまま保存することで足りるとしてあり、その報告書、意見書の例として、「報告書・意見書作成マニュアル」に示しています。これは例として示されているため、これを用いても構いませんが、面接指導の結果に基づく報告書・意見書の様式は任意です。したがって、1）面接指導を実施する医師が、表に記載される事項を含んだ記録を作成し、2）事業者に伝えるべきであると考える事項に限定した内容で、報告書・意見書を作成する、という方法で良いことになります。なお、面談記録の内容については、Q37にも解説がありますので参照してください。

表　面接指導の結果に基づいて記録を作成する際の内容

① 面接指導の実施年月日	⑤ 当該労働者の心理的な負担の状況
② 当該労働者の氏名	⑥ その他の当該労働者の心身の状況
③ 面接指導を行った医師の氏名	⑦ 当該労働者の健康を保持するために必要な措置についての医師の意見
④ 当該労働者の勤務の状況	

　マニュアルにある報告書・意見書の様式の例は、前述のとおりこれを保存すれば面接指導の記

録の必須事項を満たす形で作成されているようです。そのためか、事業者に報告する内容として、筆者は必ずしも必要ではない項目や説明が不足する項目があると感じます。図1に、「報告書・意見書作成マニュアル」にある記載例（11ページ）を示します。ここで、例えば心理的な負担の状況（ストレチェックの結果）の項目については、ストレスの原因、心身の自覚症状、周囲のサポートの3項目にそのまま点数を記載することになっています。ここには少なくとも、それぞれの項目が何点満点中の何点であったかを示す必要があるでしょう。しかし、それでも受け取った事業者がその意味を理解することは難しく、利用することも困難と思われます。ここはあえて事業者にとって評価の難しい検査結果の生データを記載せずに（この項目の無い報告書を用いて）、必要であれば、例えば「職場のストレス要因の影響が大きく心身の自覚症状が強い状態にあるため配慮を要する状態」などと、ストレスチェック結果や面接指導結果に基づく産業医の評価を記載するほうが有効でしょう。なお、面接指導を実施することになれば、事業者は実施者からストレスチェックの結果を受け取ることになります。健康診断結果の事後措置や保健指導等の内容を保管するのと同様に、表⑤の記録は、ストレスチェック結果票そのものとし、これに報告書・意見書、面接指導内容の記録をセットで健康管理の記録として保管するほうがベターと考えます。

　同様に心身の状況についても、所見ありに丸を付け、「食欲低下による体重減少」と聞き取った愁訴の内容、すなわち生データを記載するのではなく、例えば「自覚症状が治療を要するため、通院時間の確保等の配慮が必要」などとすると良いでしょう。ここには報告することで事業者が対応できるような内容を記載するか、あるいはこの項目も報告書に含めず、必要な事項は特記事項及び意見書に記載する方法もあります。

　意見書部分では、就業区分に関しては、「通常勤務」、「就業制限・配慮」、「要休業」の3つになっていますが、実務上は1回の面接では就業区分の判定ができない場合もあると考えられ、「判定保留（次回面談までは現状の勤務で可）」といった項目を含めると実践的でしょう。この場合、次回面談予定日を含めて記載することも必要となります。また、職場環境の改善に関して一人の面接指導から得られた情報で意見を述べることは、あまり実際的ではありません。面接指導結果に加え当該職場の集団分析結果を確認し、さらに必要に応じて職場巡視を行った上で、職場の管理者や人事・総務部門の担当者とよく話し合った上で、意見を出すことが望まれます。原則として、以上のような対応を行うことを前提に、この項目は面接指導の意見書に含めず、このような内容が必要であればそれをその他の項目に記載すると良いでしょう。

　「報告書・意見書作成マニュアル」にある例をベースに、以上の内容を反映させた報告書・意見書例を図2に示しました（巻末CDに収録）。必要に応じてカスタマイズして活用していただければ幸いです。

（竹田　透）

図1 「報告書・意見書作成マニュアル」にある記載例

【高ストレス者の場合】

長時間労働者関係 ・ 高ストレス者関係　【該当するものに○】

面接指導結果報告書

対象者	氏名	労働 花子	所属	労働部 労働課
		男・女		年齢 28 歳

勤務の状況 （労働時間、労働時間以外の要因）	・本年4月の人事異動により業務内容が変わり、外部との折衝業務が増大した。

疲労の蓄積の状況 【長時間労働者のみ】	0.　　1.　　2.　　3. （低）　　　　（高）

心理的な負担の状況 【高ストレス者のみ】	（ストレスチェック結果） A.ストレスの要因　55　点 B.心身の自覚症状　81　点 C.周囲の支援　　　30　点	（医学的所見に関する特記事項） 強いストレス反応が数か月間継続している。

その他の心身の状況	0. 所見なし　1. 所見あり（ 体重減少などストレスの影響と思われる所見あり ）

面接医師判定	本人への指導区分 ※複数選択可	0. 措置不要 1. 要保健指導 2. 要経過観察 3. 要再面接（時期：3か月後　　　） 4. 現病治療継続　又は　医療機関紹介	（その他特記事項） 専門医を受診するとともに、食事、睡眠等について継続的な保健指導が必要。

就業上の措置に係る意見書

就業上の措置	就業区分	0. 通常勤務　1. 就業制限・配慮　2. 要休業	
	労働時間の短縮 （考えられるものに○）	0. 特に指示なし 1. 時間外労働の制限　　　時間/月まで 2. 時間外労働の禁止 3. 就業時間を制限　時　分～時　分	4. 変形労働時間制または裁量労働制の対象からの除外 5. 就業の禁止（休暇・休養の指示） 6. その他
	労働時間以外の項目 （考えられるものに○を付け、措置の内容を具体的に記述）	主要項目　a. 就業場所の変更　b. 作業の転換　c. 深夜業の回数の減少　d. 昼間勤務への転換　e. その他 1) 外部との折衝業務の負担軽減 2) 3)	
	措置期間	3　日・週・月　又は　　年　月　日～　年　月　日	

職場環境の改善に関する意見 【高ストレス者のみ】	仕事上の悩みについて上司や同僚に気軽に相談できる環境をつくるため、一般社員、管理職それぞれに対するメンタルヘルス教育が必要。
医療機関への受診配慮等	
その他 （連絡事項等）	就業上の措置を決定する際には、本人の意見を十分に聴くことが必要。また、必要に応じ、主治医の意見も参考にすること。

医師の所属先	2015年 12月 20日（実施年月日）	印
○○○○株式会社　健康管理室	医師氏名　安全 一郎	

I 面接指導のQ&A

図2　面接指導報告書・意見書(例)

面接指導結果報告書

対象者	氏名		所属	
			男・女	年齢　　歳

勤務の状況に関する特記事項	

心理的な負担の状況	①ストレスチェック結果による評価	②面接指導結果による評価

面接医師判定	本人への指導区分 ※複数選択可	0. 措置不要 1. 要保健指導 2. 要経過観察 3. 要再面接 4. 現病治療継続 5. 医療機関紹介	(その他特記事項)

就業上の措置に係る意見書

就業区分	0. 通常勤務　　1. 就業制限・配慮　　2. 要休業　　3. 判定保留(再面接時までは通常勤務)		

就業上の措置の内容	労働時間の短縮 (考えられるものに○)	0. 特に指示なし	4. 変形労働時間制または裁量労働制の対象からの除外
		1. 時間外労働の制限　　時間/月まで	5. 就業の禁止(休暇・休養の指示)
		2. 時間外労働の禁止	6. その他
		3. 就業時間を制限 　　時　分 ～　　時　分	
	労働時間以外の項目 (考えられるものに○を付け、措置の内容を具体的に記述)	a. 就業場所の変更　b. 作業の転換　c. 深夜業の回数の減少　d. 昼間勤務への転換　e. その他(　　　)	
		1)	
		2)	
		3)	
	措置期間	年　　月　　日　～　　年　　月　　日	
	医療機関への受診配慮等		
	次回面接予定日	年　　月　　日　　時　　分～	
	その他 (連絡事項等)		

医師の所属先	年　月　日(実施年月日)	印
	医師氏名	

※ストレスチェック結果票、医師の面接指導記録をあわせて保存する必要があります。

Q37
高ストレス者面接指導の結果の記録は、結果報告書のみを作成すれば良いのでしょうか。それとも、他に面談記録を残したほうが良いのでしょうか。面談記録の記載内容も教えてください。

Answer

Point!
面接指導結果報告書以外の面談記録の作成は、必ずしも必要ではありません。ただし、面談記録は、面接指導結果報告書の根拠となる記録であり、適切に作成され保存されることが望ましいです。

1. 面接指導結果報告書へ記載する際の留意点

高ストレス者への面接指導を担当する医師は、事業者から情報を収集し、ストレスチェック結果を参考に、面接を行います。面接指導を行った医師は、事業者に対し、面接指導結果報告書及び就業上の措置に係る意見書を提出することが必要です。しかし、面接指導結果報告書に記載する情報は、加工前の情報や医学的な検査結果をそのまま用いるのではなく、医師が適切に加工した上で、事業者に提供することが求められています。この点は、「指針」においても、面接指導結果の事業者への提供に当たっての留意事項として記載されています（表）。そのため、必ずしも面談記録の作成の義務はありませんが、加工前の情報や医学的な検査結果等の情報は、面談記録にて記載されることが望まれます。

表　面接指導結果の事業者への提供に当たっての留意事項（「指針」15ページ）

> 面接指導を実施した医師は、規則第52条の18第2項に規定する面接指導結果に関する情報を事業者に提供するに当たっては、必要に応じて情報を適切に加工することにより、当該労働者の健康を確保するための就業上の措置を実施するため必要な情報に限定して提供しなければならないこととし、診断名、検査値若しくは具体的な愁訴の内容等の加工前の情報又は詳細な医学的情報は事業者に提供してはならないものとする。
>
> なお、事業場の産業医等ではなく、外部の医師が面接指導を実施した場合、当該医師は、当該労働者の健康を確保するために必要な範囲で、当該労働者の同意を取得した上で、当該事業場の産業医等に対して加工前の情報又は詳細な医学的情報を提供することができるものとする。

2. 面談記録の保存の必要性

事業者は、高ストレス者の面接指導結果報告書を5年間保存しなければなりませんが、面接指導結果報告書以外の面談記録の保存に関しては、明記されたものはありません。そのため、面談

記録には特段の保存義務はないと言えますが、上記のように面接指導結果報告書の妥当性や根拠を説明する重要な情報であることから、面接指導結果報告書と同程度(5年)は保存することが妥当と考えます。

　一方、安全配慮義務違反に基づく請求権の消滅時効は10年ですので、可能であればその程度の保存年限が望ましいでしょう。

3. 面接指導結果報告書の根拠となる面談記録の作成

　面接指導を行った医師は、面接により聴取した情報に基づき医学的な評価を行い、面接指導結果報告書及び就業上の措置に係る意見書を提出します。そのため面談記録には、面接指導結果報告書の作成の根拠となる情報や、就業上の措置を判断するに至った、医学的な評価や業務の関連の程度について具体的に記載すると良いでしょう。以下に、面接指導を行った医師が、面談記録に残しておくと良いと思われる情報を示します。

① 当該労働者の勤務の状況

　業務の質的・量的負荷(時間外労働、責任や精神的緊張の程度、交代勤務等)と心身への影響、人間関係のストレス(同僚、上司、対顧客等)に対する詳細な内容、労働者の労働時間と心身への影響、職場における人的支援の有無

② 心理的な負担の状況

　構造化面接や質問紙調査の結果、医療機関への受診(勧奨)の有無、精神疾患の有無と診断名・治療状況等の医学的情報、ストレス要因と業務の関連の程度、ストレス対処への指導内容、医療職によるフォローの要否

③ その他の心身の状況

　ストレス関連の身体化症状の具体的な愁訴、身体疾患の有無と診断名・治療状況等の情報

　医師面接の詳細を記載した面談記録は、面接指導結果報告書の妥当性や根拠を説明する重要な情報です。安全配慮義務の観点から考えると、労働者に対して健康管理のための手続きを尽くすことが、同義務を果たすには必要と考えられており、詳細を記載した面談記録は、手続きを尽くした証拠の一部と考えられます。また健康管理の側面からも、面接指導を行った医師が、面談記録に必要な情報を残すことで、労働者の状況を的確に把握することができます。労働者の健康管理は、横断的な情報を積み重ねることによって、時系列な情報として活用することが可能です。医師面接の詳細を記載した面談記録を過去の対象者の産業保健の情報と組み合わせることによって、健康管理における有用な情報として活用することができるでしょう。

(佐々木　規夫)

Q38

面接指導の結果、上司からのパワーハラスメントの訴えがありました。このような場合の対応方法と、「面接指導結果報告書・意見書」をどのように作成すれば良いのでしょうか。それ以外の対応方法も教えてください。

Answer

Point!
高ストレスの原因として職場にハラスメントの存在が疑われた場合、「面接指導結果報告書・意見書」を活用し速やかに職場環境改善を図るよう意見するとともに、本人に対してはセルフケアを中心とした対応を行うよう指導しましょう。

職場には人間関係に起因するストレスが数多く存在しています。複数の人間が関わりながら仕事を進めていく過程では様々な軋轢や障害が生じ、それがストレスとなっていきます。日ごろから接触する機会が多い同僚間や上司・部下間においても、互いにストレスを感じていることが少なくありません。その中でも特に上司が部下を指導し、教育する過程で部下がストレスを感じるケースが多くみられます。上司は部下を育成しながら仕事の成果を上げなければならない、という管理者としての責務を負っています。部下が上司から指導・教育を受ける過程で、ストレスを感じること自体は一概に悪いことではなく、むしろ育成という観点からは、成長の過程で必要なストレスとも言えます。ただ、上司が部下の育成という枠を外れて、自分の感情を持ち込んだり、部下の人格や考え方そのものを否定するような指導・教育は望ましくありませんし、上司にとってもリスクとなります。

パワーハラスメントか否かについては、本人からの話だけではなく、周囲からのヒアリング調査等を含めて厳格に判断する必要があるため、本人からの訴えのみで医師が判断することはできません。しかし医師による面接指導の場面においては、ハラスメントの存在を疑わせるような相談が少なくないと思われます。

ストレスチェックの医師による面接指導において、高ストレスの原因が上司からのパワーハラスメントの可能性が考えられた場合の対応としては、表の4つのカテゴリーに分けて考えると理解しやすいでしょう。

高ストレス状態であり、かつメンタル不調を有している可能性が高い場合には、「面接指導結果報告書・意見書」を活用し、面接を担当した医師から事業者に職場環境改善を求める方法があります。「面接指導結果報告書・意見書」(「報告書・意見書作成マニュアル」6ページ、巻末CDに収録)にある「就業上の措置」欄に望まれる就業上の配慮事項を記入するとともに、「職場環境の改善に関する意見」欄に、上司とのコミュニケーション改善に関する意見を記載し、労働者本人がハラスメントと感じている部分を改善するよう職場に促します。この場合、事業場によって

は、この報告書・意見書が事業者(人事労務責任者)のみに報告される場合と、職場上司にまで報告される場合がありますので、事前にレポートラインを確認の上、記載内容・表現については慎重に考える必要があります(詳細はQ41参照)。

　なお報告書を事業者に提出する際には、事前に面接対象者本人に記載内容を確認してもらい、同意を得た上で事業者に報告するようにしましょう。

　高ストレスではあるが、メンタル面での不調は認められない場合においては、面接対象者本人に自己解決を促すことが一次予防につながります。例えば、本人に上司とのコミュニケーションが上手くいくよう具体的な指示やアドバイスを行ったり、保健師やカウンセラー等に相談するよう勧奨したり、あるいは事業場に設置されているハラスメント相談窓口に相談するよう促すなどして、本人に解決方法を考えさせ、ストレス要因を改善するよう働きかけると良いでしょう。そして、必要に応じて「面接指導結果報告書・意見書」で「要再面接」をチェックし、一定期間後にフォロー面接を行い体調の変化や職場状況の確認を行うことも考慮してください。

表

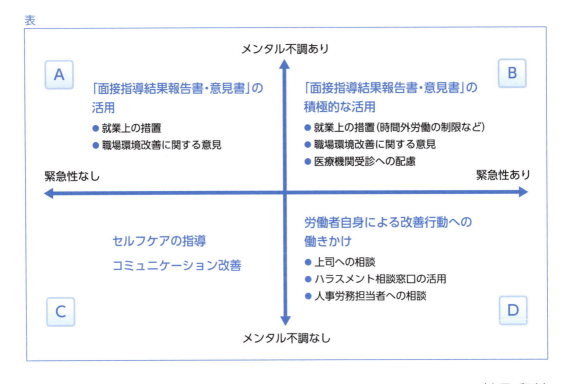

(内田　和彦)

❿ 就業上の措置に係る意見書の作成

39 就業区分判定で、就業制限や就業配慮を必要とするようなケースは、どのような場合でしょうか。労働時間を制限する場合、労働時間以外の制限・配慮をする場合に分けて、具体的に教えてください。

Answer

Point!

- 就業制限・就業配慮は、労働の負荷によって病勢を増悪させる可能性があり、継続的な就業に耐えられない場合にのみ選択するべき
- 長時間労働対策は、長時間労働者への医師による面接指導で対応するのが原則で、ストレスチェックを補助的に使用すると効果的
- まずは客観的に職場の状況を把握し、本人の認識と照らし合わせることが重要

　ストレスチェックは、うつ病チェックのような精神疾患のスクリーニング（二次予防）ではなく、疾病罹患の未然防止（一次予防）が目的とされています。しかし、高ストレス者と面接した時には、疾病のために就業上の配慮が必要となるケースがあるかもしれません。

　就業制限や就業配慮を行うと、労働力減少や、同僚への負荷増大といった会社・職場の損失だけでなく、本人にとっても、残業手当や給与総額の減少、やりたい仕事ができない、出世に響くなど、職業人生において様々な不利益が生じる可能性があります。したがって、就業制限・就業配慮は、このような不利益よりも、一時的に就業制限を行うことによって、高ストレス状態が改善され、その結果として、病勢の回復や仕事への適応の向上が得られ、継続的な就業が可能になることが見込めるといった、得られる利益のほうが大きい場合にのみに選択するべきです。

【 労働時間を制限する場合 】

　労働時間の制限は、時間外労働や休日出勤のような所定労働時間外の労働を制限する場合と、所定労働時間を制限する場合に分けられます。

　時間外労働や休日労働が増えて、いわゆる長時間労働になっている場合には、年に1回のストレスチェックで管理するのではなく、本来は長時間労働が発生して1か月以内に行う「長時間労働者への医師による面接指導」で管理するものです。しかし、この面接指導は、法定労働時間を超える労働時間が一定時間を超え、かつ疲労の蓄積がある人のみが対象となっています。したがって、時間外・休日労働が長くなくても、質的に過重であるような人は対象になりません。ストレスチェックは、年に1回という限界はありますが、高ストレス者としてこのようなケースを見つけられる可能性があります。ただ、このようなケースにおいては、量的に時間外・休日労働を制限することよりも、労働時間がそんなに長くないのに大きな負担と感じている原因や健康状態

について聴取し、現状の負担に耐えられるのかという視点で助言指導を行い、就業上の意見を述べることが重要です。

　また、36協定(サブロク協定：労働基準法第36条に基づく労使協定)では、時間外労働は原則月45時間が限度と規定されています。量的に36協定を超える労働が常態化しているような場合は、そのこと自体が違法ですので、会社のリーガルリスクとして対処しなければいけません。健康問題の側面から考えても、一部の長時間労働者に医師が面接指導するようなハイリスクアプローチではなく、まずは会社全体の時間外・休日労働が法的に適正な状態になることを目指すポピュレーションアプローチのほうが優先度が高く、効果的です。

　次に、所定労働時間を制限しなければいけない場合は、定時勤務にすら耐えられないと判断するかどうかという状態ですから、かなり体調が悪いということが疑われます。このような状態では、安全配慮義務の観点から、短時間勤務であっても働き続けさせることは一般的ではなく、ある程度まとまった期間休職して治療に専念し、所定労働時間の勤務に耐えられる程度まで回復するように支援することが多いと思います。ただ、このような場合は、一次予防であるストレスチェック後の面接指導で対応するよりも、通常の産業医面談で、人事や職場、外部医療機関等と連携をとりながら、しっかり対応するべき状況です。もし、面接指導を担当する医師が産業医でない場合は、産業医面談を勧めましょう。

【 労働時間以外の制限・配慮 】

　「指針」(9ページ)には、労働時間以外の配慮として、出張の制限、労働負荷の制限、作業の転換、就業場所の変更、深夜業の回数の減少又は昼間勤務への転換等の措置が例示されています。主治医と違い、日頃から事業場の状況を把握していることが産業医の重要な役割ですので、まずは、職場からの情報提供や職場巡視等の機会を利用して、どのような負荷がかかっているのかを把握しましょう。次に、本人がどのようなことを負担と自覚しているのかについて聴取します。そして、この客観的に見た負荷と、本人が自覚している負担が一致しているのであれば、それを制限するといいでしょう。

　ただし、客観的には負荷がかかっていないのに、本人が強い負担として感じていることや、その逆の場合もあり得ます。このように客観的な負荷と本人の負担感にミスマッチがある場合、本人がなぜそのように認識しているのかについて聴取し、必要な制限について検討するといいでしょう。

　また、面接指導の中で職場も本人も認識していない負荷に気づくことがあるかもしれません。そのような場合は、職場と本人の両方に、それがどのように本人の負担となっており、なぜ制限・配慮をしなければいけないのかについて、特に丁寧に説明しましょう。

(河津　雄一郎)

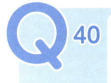
面接指導の結果、本人のストレス等の要因は就業上の問題ではなく本人のプライベートな問題に起因していましたが、専門医受診が必要な状況です。このような場合、就業上の配慮を事業者に求めることは適当でしょうか。

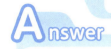

Point!
ストレスの原因がプライベートな問題にある場合でも、健康状態の改善や増悪防止のため、必要に応じて事業者に就業上の配慮を求めることも考慮してください。

　ストレスの要因が職場ではなくプライベートにある場合、通常面接を担当した医師が就業上の配慮を事業者に求める必要はありません。労働者には自らの責任で自身の健康を維持し、健全な労働力を会社に提供する自己保健義務があるからです。

　しかし一方で、高ストレス状態であり、専門医受診が必要な健康状態にある従業員に対し、さらに仕事上の負荷がかかることは決して望ましくありません。心身ともに健康で、活き活きと働ける職場環境づくりに貢献するのがストレスチェックの大きな目的のひとつです。仕事とプライベートは相互に影響するため、場合によっては面接する医師が対象者のプライベートを考慮した上で職場環境の調整を考慮せざるを得ない場面もあり得ます。

　今回の質問のように、プライベートに問題があり、専門医への受診が必要と判断した場合には、まず速やかに専門医を受診し、適切な診断や治療を受けられるよう職場環境を整えることが望まれます。具体的には、業務負荷の軽減や残業時間の制限を指示したり、あるいは有給休暇の積極的な取得促進を職場に促すことで、医療機関を受診する機会を確保できます。また、休日出勤や長期出張の禁止、交代制勤務の制限や見直しなどを指示し、仕事上の負荷を軽減することでさらなる健康状態の悪化を未然に防止することも検討したほうが良いでしょう。ただし上記の制限や配慮が、職場に過度な負担を負わせることがないようきちんと期限を定め、見直しの時期を明確にした上で指示することが大切です。

　面接指導結果報告書（「報告書・意見書作成マニュアル」6ページ）への記載については、まず「面接医師判定」の欄で、4. 医療機関紹介とともに、3. 要再面接を選択します。再面接の時期については、就業上の措置期間の終了時期に合わせて実施する時期を記入します。「就業上の措置」欄には、望まれる就業上の措置区分を選択・記入するとともに、措置期間を定め記載します。ストレス状況や健康状態によりますが、経験的には1～6か月の期間の中で望ましい期間を記入することが多いと思われます。「医療機関への受診配慮等」の欄には、本人の同意が得られれば、専門医への受診を勧める旨を記載すると良いでしょう。同時に、「職場環境の改善に関する意見」欄、もしくは「その他（連絡事項等）」の欄に、職場でのストレスが主原因ではないが、健康状態の改善・

増悪防止には職場での配慮が必要である旨を記載すると良いのではないか、と思います。

　なお、報告書・意見書の提出にあたっては、事前に記載内容を対象者本人にも確認し同意を得た上で、会社に提出することをお勧めします。

（内田　和彦）

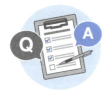

面接指導の結果、上司との人間関係が本人の大きなストレスになっており、軽度の不眠が出現していました。この事業所では「面接指導結果報告書」や「就業上の措置に係る意見書」は上司にも報告される仕組みになっています。どのように対応すれば良いのでしょうか。

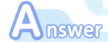

Point!

本ケースの場合、すでにメンタル不調による症状がみられており、「面接指導結果報告書・意見書」を上手く活用しながら速やかに健康状態の改善を図っていくことが望まれます。上司との人間関係の改善については、面接した医師のみの対応では限界があり、本人や人事労務管理者の理解や協力を得ながら対応していく必要があります。

高ストレスの原因が職場の人間関係にある場合においては、それぞれの対象者をQ38の表（100ページ）の4つのカテゴリーに分類して対応を考えてみると整理しやすいと思います。

今回のケースでは、すでに軽度の不眠がみられていることから「メンタル不調あり」という判断になりますので、AかBのカテゴリーに入ります。緊急性に関しては、面接した医師の判断にゆだねられることになりますが、いずれにしろ「面接指導結果報告書・意見書」を上手く活用しながら健康状態ならびに職場環境の改善を図っていくことが望まれます。

医師による「面接指導結果報告書・意見書」の運用や情報の取扱いについては、各事業場の衛生委員会で審議し決定しておく必要がありますが、今回の事業場では会社（人事労務責任者）のみでなく、面接対象となった人の上司にも報告が届く運用となっています。面接を担当した医師としては、現状の運用にのっとった対策を考えていく必要があります。

まず重要なのは、高ストレス者のメンタル不調がこれ以上増悪することを防ぎ、健康状態を改善させるよう対応を行うことです。職場には、業務負荷の軽減や長時間労働の制限・禁止等の措置を指示します。また緊急性が高いと判断した場合には、医療機関受診への配慮を指示する場合もあるでしょう。上司との関係性がストレスになっている、という面接対象者のみの情報から、すぐに配置転換、職場異動の指示を行うなど拙速な対応はかえって良くない結果を招く可能性があり、慎重な対応が必要です。

では、ストレス要因となっている上司との関係改善に対してはどのように対応すれば良いのでしょうか？　面接を担当する医師がその事業場の産業医であり、面接対象者の同意が得られるようであれば、まずは職場の上司と面接を行い、上司・部下の双方から情報を得た上で改善に向けた対応を検討する、あるいは人事労務責任者を巻き込んで対応を図る、ということを考慮し

てみてはいかがでしょうか。これは、すなわち通常の産業保健活動に落とし込んで職場環境改善を図るということにほかなりません。もし、産業医が上司と面接することに対し本人の同意が得られない場合、あるいは面接を担当した医師がその事業場の産業医ではない場合には、「面接指導結果報告書・意見書」を最大限活用することになります。「職場環境の改善に関する意見」の欄に、「職場のコミュニケーション向上を図ること」や「人事担当者や上司を交えて職場環境改善を図ること」などのコメントを記載したり、「その他（連絡事項）」の欄に、「ラインケアの一層の充実を図ること」や「管理職研修の実施が望ましい」などの意見を付すことで、事業者（人事労務責任者）に職場での人間関係に課題があり、その改善に努力するよう暗に伝えることも可能と思われます。

　しかし、ストレスチェックの個人情報の管理には繊細な注意と配慮が必要であるため、面接を行った医師にできる職場環境改善には大きな制限と限界があることも事実です。ストレスチェックをどのように運用し、活用していくのが効果的かつ有効であるのかは、事業場ごとに異なりますので、これから毎年実施していく中でPDCAを回しつつ、有効な制度運用ができるよう改善を図っていくようにしましょう。

（内田　和彦）

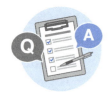

Q42

面接指導のみを請け負い、面接指導を行いました。本人が業務内容や職場の人間関係から大きなストレスを受けていて日常生活に影響していることは理解できましたが、具体的な状況を本人が開示しないことと、産業医ではないために職場の状況が十分に理解できません。このような場合、どのような対応を行い、どのような「就業上の措置に係る意見書」を作成すれば良いのでしょうか。

Answer

Point!

面接指導のみを請け負う場合、事前に本人の状況に関する情報を十分に収集する仕組みを、事業者と協議して構築しておく必要があります（Q6参照）。しかし、事業者による本人の労働時間や労働内容等に関する記載が不十分であったり、産業医による本人の状況の把握が元々不十分であったりする場合もあり得ます。また、対象者本人の面接指導への認識が不十分であったり、医師とはいえ初対面の者に職場の内情を話すことや、ここで話した内容が社内のどこまで伝わるのかによって、本人が具体的状況を話すことを躊躇する場合もあり得ます。面接指導を担当する医師は、面接指導を含めて収集できた情報から客観的に分かる範囲で「就業上の措置に係る意見書」を作成することが重要です。

1. 対象者への説明

面接指導の結果が今後どのように使用されるか、または、どこまでの関係者（直接の上司が含まれるかどうか）に開示されるかに関して、十分に理解して面接指導に臨む対象者は少ないかもしれません。面接指導開始時に、面接指導を行う医師はこれらの点を説明して、面接指導を行うことが適切です。また、対象者のストレスが直接の上司である場合に対象者は実情を話しづらくなる可能性があります。このような場合、産業医が面接指導を行う医師であれば、別途、事業者に知らせるなどの方法を取ることが可能ですが、面接指導のみを請け負った医師の場合、事業者やその人事部門とどのような対応を取るか決めておいて、対象者に説明することも適切と考えます。パワハラ等の問題が潜んでいる可能性もあり、慎重な対応が望まれます。

2.「要再面接」と判定する

事業者からの本人に関する情報と本人の訴える状況に大きな差を感じる場合、「面接指導結果報告書」（「報告書・意見書作成マニュアル」6ページ、巻末CDに収録）の「その他特記事項」に、その旨を記載して、事業者からの本人に関する情報の再提供を求め、「要再面接」と判定して、十

分な情報を収集してから再度面接指導を実施することも考えられます。

　本人の面接指導への認識が不十分なため、本人が自分自身の状況を話せないと判断した場合、「その他特記事項」に、その旨を記載して、「要再面接」と判定して、面接指導の仕組みを理解してもらってから再度面接指導を実施することも考えられます。

3. 産業医等に最終判断を委ねる

　"本人が業務内容や職場の人間関係から大きなストレスを受けて日常生活に影響していることは理解できたが、何を改善すべきか、何について配慮を求めるべきかを明確に理解できなかった"としましょう。このような場合は、「就業上の措置に係る意見書」の「就業区分」は「就業制限・配慮」として、「労働時間の短縮」に関しては具体的な労働時間と把握できた疾病に基づき判断を行い、「労働時間以外の項目」は「e．その他」として、「業務内容や職場の人間関係から大きなストレスを受けており改善を要する」とし、「その他（連絡事項等）」において「詳細に関しては本人の状況説明だけでは状況を十分に把握できないため、産業医・事業者・本人を含めて十分な協議の上決定してください」と付記する、などの方法が考えられます。しかし、この方法は、面接指導する医師が十分に責任を果たしていないと事業者から判断される可能性もあるため、面接指導を行う医師としては、安易に使用すべき手法ではないことに留意が必要です。

（土肥　誠太郎）

Q43 嘱託産業医をしている事業場で高ストレス者の面接指導を実施しました。就業制限が必要と考えますが、労働者が、事業者へ伝えることを含め拒んでいます。どのように対応すれば良いでしょうか。

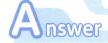

Point!

　就業上の措置に関する意見は法的な規定に基づくため、必要な情報に限定すれば本人の同意がなくても事業者へ伝えることができる仕組みです。事業者へ伝えるメリットなどについて説明を尽くし、誤解があれば解くことを心がけることが大切です。最終的に同意が得られない場合には、事業者へ伝えないことを前提に、通常の健康相談に切り替えて実施することもできますが、安全配慮義務に関わる事例では安全を最優先させることを考慮します。

　面接指導を実施した場合に、その結果を踏まえて事業者が就業上の措置に関する医師の意見を聴取することは、法に則った必要な手続きとなります。したがって、基本的には本人の同意がなくても意見書として提出することができる仕組みとなっています。

　どうしても同意が得られない場合については、「事業者への意見提出においては対象者の意向への十分な配慮が必要」(「実施マニュアル」74ページ）との考え方に基づき、「法に基づく面接指導としてではなく、事業者に伝えないことを前提に、通常の産業保健活動における相談対応として実施することも考えられます」とあります（「行政Q&A」）。したがって、一般的に実施される健康相談などの場として、本人への保健指導や受診指導などの対応を行い、面接の位置づけを切り替えることも選択肢の１つとして検討することは可能です。

　ただし、就業上の措置に関する産業医意見は、労働者の健康状態の悪化防止と事業者の安全配慮義務の履行の両面から判断する必要があり、労働者の要望があったという理由だけで安易に面談の位置づけを切り替えたり、必要な意見を滞らせたりすることは避けなければなりません。また、状況によっては短期間の経過観察を行い、次回の面談時に再度説得を試みることも可能と思われますが、少なくとも生命の保護に関わるような体調や、安全配慮義務に直面するような状況では、本人同意に関わらず、事業者への意見提出を優先させることが考えられます。

　意見提出を拒む場合には、その理由について丁寧に聴取し、過剰な不安や制度上の誤解を取り除くように努めます。また、どのような条件があれば事業者へ伝えることができるのか、伝える内容の範囲について再検討し、環境面の整備も検討しながら、必要な配慮に関する意見について通知できる状況を最後まで模索することが大切です。意見聴取が行われないことによって体調面へ影響したり、職場環境改善の機会が限定されたりすることについても説明しておく必

要があります。

　上記について検討した結果で、最終的に同意が得られず、その場の判断において事業者へ伝えない形とした場合は、一般的な健康相談の場として切り替えて対応することが考えられます。その際、事業者は法に基づいて医師から意見を聴取することができなくなりますので、当該労働者が法に基づく面接指導としてではなくストレスチェックをきっかけとした健康相談の形を希望したことについて、産業医から事業者へ説明するとともに、その旨を記録に残しておくと良いでしょう。また、それに合わせて面接希望を正式に取り下げることが書かれた書面等を正式な記録として本人から事業者へ提出してもらうなど、面談の位置づけを切り替えるための手続きもしっかり行うように整備したほうが良いと思われます。

円滑な同意を得るために面接前に周知しておくべきこと	● 希望によって実施される面接指導は法的な位置づけであること ● 事業者へ意見書の提出が行われること ● 意見書内容の共有範囲についての説明 ● 判断によっては就業制限が検討されること
就業制限に同意が得られない場合に実施すること	● 同意しない理由の確認 ● 認識相違やそれによる不安があればその払拭・除去 ● 意見書が作成されないことについて考えられる影響
最終的に同意が得られない場合の対処・検討事項	● 生命の保護や安全配慮義務に直面する場合は通知を優先させる ● 体調の観点で経過を見ることが可能かどうかの検討 ● 通常の健康相談の位置づけに切り替えて対応 ● 事業者へ労働者の希望で切り替えたことの報告 ● 意見書が提出されないことが説明できる形での記録

　実際の嘱託産業医活動において労働者が通知を拒む例としてたびたび経験されるのは、その仕組みについて十分に理解していないまま、面接指導の希望を出したケースなどです。衛生委員会で運用についての調査審議を終え、その後に周知を図ったつもりでも、社内イントラネットで自由に閲覧してもらう形であったり、メールでの一斉送信で説明したり、周知の仕方も会社によって様々です。面接指導の希望を出す際には、事業者へストレスチェック結果を提供することについての同意とともに、これらの手続き面について改めて確認を取るケースも多いと思われますが、実際には「細かく見ていなかった」、「きちんと確認していなかった」などの話を聞くこともあります。このようなケースについては、次年度以降に周知方法の改善を図ることが必要です。そのほかにも仕組みについて把握はしていたものの、面接指導をする中で、就業制限を検討されることへの立場上の不安や、所属部署や組織への影響を心配して、労働者自身が就業上の措置を積極的には望まない状況などはあると思われます。面接の中で話す内容について会社へ伝わることが不安であるという理由であれば、就業上の措置を行う上で必要な情報に

留めて報告することを伝えることが大事です。「実施マニュアル」の中では「対象者が、医師の質問に対してその範囲を超えて面接指導に不必要な個人情報まで話した場合に、聴取した内容のうち事業者に報告すべきこと、また、報告したほうがよいと判断した内容がある場合には、面接の最後に、対象者の同意を得ることが必要」（74ページ）とあります。就業上の措置に関する意見として、その措置内容だけでなく、同意の得られる範囲において、理由や背景などの説明として必要最低限の情報を合わせて提供するほうが、事業者や管理監督者の理解が得られやすく、その後の円滑な対応につながることも多いと思われます。その点を説明しながら、伝える情報や意見内容についても理解を得て同意を取るように努める必要があります。

（大﨑　陽平）

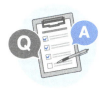

Q44 ある事業場では嘱託産業医がいますが、高ストレス者の面接指導を外部医師に任せています。その結果として提出された「就業上の措置に係る意見書」の意見は、事業場の実情にそぐわない内容となっていました。そのため、人事担当者から嘱託産業医へ対応を相談されました。このような場合、面接指導を行った医師と直接連携をとることは可能でしょうか。また、「就業上の措置に係る意見書」を変更するにはどのようにすれば良いのでしょうか。どのような点に注意して対応すべきか教えてください。

Answer

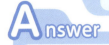

　外部医師が面接指導を実施した際の就業上の措置は、原則、事業者は、面接指導医意見を踏まえた当該事業場の産業医の意見を聴くことが適当とされているため、産業医が外部医師と直接連携をとることは必要ありません。また意見書の変更も現実的ではありません。本事例のように人事担当者より対応を相談された場合、産業医は面接対象者の状況や職場環境を確認するため面接指導とは異なる通常の産業保健活動の枠組みの中での産業医面談を実施することになると思われますが、この場合も産業医は事業者へ意見書を提出し、事業者が産業医と外部医師両者の意見をもとに判断できるよう対応すると良いでしょう。産業医意見が外部医師と異なる場合は、対象者に説明し理解を求めておくことが賢明です。

　面接指導を外部医師に依頼している場合、外部医師より事業者に就業上の措置に係る意見書が提出されますが、外部医師の役割はその意見書を提出することで終了することが一般的です。外部医師との契約に「面接指導後にも必要に応じ事業者や産業医等と情報連携する」等の内容があれば、事業者や産業医から連携することが可能かもしれませんが、連携しても提出した意見内容の変更は考えにくく、またコストの問題も発生するため現実的ではありません。「実施マニュアル」には、面接指導結果については、「面接指導を実施した医師から意見を聴取することが適当です。なお、当該医師が、(中略)産業医以外の者であるときは、必ずしも労働者の勤務状況や職場環境など、当該事業場の状況を把握していないことも考えられるので、事業場で選任されている産業医からも、面接指導を実施した医師の意見を踏まえた意見を聴くことが適当です」(78ページ)とされていることから、産業医が外部医師と連絡をとることは必要ありません。

　事例のように、外部医師から事業場の実情にそぐわない意見書が出てくる状況として、外部医師に職場情報が詳しく伝わらず、本人の意向が強く反映されている場合や、外部医師が対象

者の状態悪化を懸念し、より厳しく意見している場合などが考えられます。いずれにしても、人事担当者などから相談を受けた場合、産業医の多くは面接指導とは異なる通常の産業保健活動の枠内での産業医面談を実施し、労働者の状況や職場環境を確認すると思われますが、対象者は自身の意思と反することになるとその面談を拒むこともあるでしょう。このような状況も想定し、就業上の措置決定の流れや面接指導後の実施を業務命令としてルール化することなど、安全衛生委員会で審議しておくことが望ましいです（図）。産業医面談時の留意点としては、産業医意見が外部医師と異なる場合、対象者の意向に沿わないことも想定されるため、対象者に対し十分に説明し理解を求めておくことがあげられます。

　このような複雑な対応を回避するためにも、筆者としては、高ストレス者の面接指導は事業場の実情がわかり、職場との連携もとりやすい産業医ができる限り対応することが望ましいと考えます。一方で、外部医師に面接指導を依頼しなければならない場合は、上記のような事態を避けるため、本人同意の上で、当該医師に職場や本人の業務に関する情報をしっかりと提供しておくことが望まれます。

図　外部医師による面接指導の流れ（イメージ）

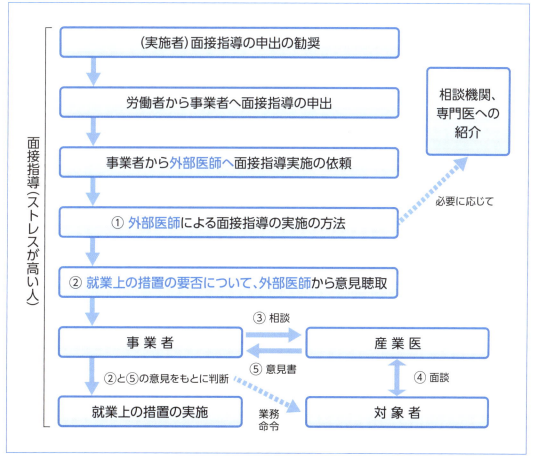

（西埜植　規秀）

⓫ 事業者による就業上の措置の実施

Q45 医師による面接指導後に意見書を発行して、事業者による就業上の措置が実施されています。その後の対応として、いつまで措置が必要なのかなど、再度の面談を事業者は期待しているようです。これは産業医がしても良いものでしょうか。また、何回も面談をすることになるのでしょうか。

Answer

👉 Point!

医師による面接指導後に意見書を発行する場合、その意見書の期間はいつまでなのかは現場の労務管理上は大切な事項となります。面接指導の時点では期間を明確にできないこともありますが、その場合もフォローアップの面談を行い、意見書の期間の明確化、意見書の内容が継続となるか、解除となるかなどの医師による判断を行うことが望まれます。

　医師による面接指導後に就業上の措置に関する意見書を発行した場合、事業者はその意見書にある医師の意見を参考にして就業上の措置を検討し実施することになります。その場合、診断書と同様に、意見書に記載されている意見の有効期間はいつまでか、ということが事業者にとっても労働者にとっても大切です。事業者から見ると、意見書の内容と期間によっては、職場の業務配分や人員確保の見通しを立てる必要が生じることがあります。一方で、労働者から見ると、体調と業務とのバランスの心配、周囲への影響への不安、働きがいや今後の働きやすさへの懸念などが生じることがあります。このため、医師による面接指導後に就業上の措置に関する意見書を発行した場合には、一定期間後のフォローアップ面談等により、意見書の内容を変更するか、期間はいつまでとするか、解除した場合の注意点は何か、等の観点から、意見書の延長や解除を行いましょう。厚生労働省の「報告書・意見書作成マニュアル」には、就業上の措置に係る意見書の記載欄に「措置期間」の欄が設けられているので参照してください（図参照）。

　再度の面談など、意見書発行後のフォローアップ面談は、まず誰がやるかという問題があります。意見書を発行した医師と同じ医師がフォローアップ面談を行うことが望ましい面もありますが、実施者や面接指導の担当医を産業医とは別に外部委託している場合、フォローアップ面談が外部委託の内容に含まれていないことや、実質的な工数の確保ができていないことがあります。厚生労働省の「指針」では、「就業上の措置を（事業者が）講じた後、ストレス状態の改善が見られた場合には、当該事業場の産業医等の意見を聴いた上で、通常の勤務に戻す等適切な措置を講ずる必要がある」（10ページ）との記載があります。つまり、当該労働者のストレス状態に応じて医師による面接指導による就業上の措置に関する意見も変化していくものであること、事業者が就業上の措置を解除するにあたっては医師から意見を聴く必要があること（措置期間があ

らかじめ明確になっている場合はそれを参照する)、さらにその意見を聴く医師としては事業場の実情をある程度理解し把握している産業医等が望ましいこと、ということになります。

　とはいえ、限られたコマ数で産業医業務を遂行していることが多い嘱託産業医としては、現実的にフォローアップ面談を反復して実施する時間が取れるのか、という問題が起こり得ます。これはストレスチェックに限らず、事業場の健康管理においては同様の問題は起こる可能性があり、体調や病状の程度、就業への影響の程度、等を総合的に勘案して、再度の面談を行うかどうか、いつ頃行うか(頻度)等を決めることとなるでしょう。医師以外の医療保健スタッフの関与ができる事業場では、積極的に連携を進めることが望ましいと言えます。実際にはなかなか産業医以外の医療保健スタッフを確保できない事業所もあり、その場合は事業者と体制について検討しておく必要があるでしょう。

(岩崎　明夫)

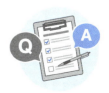

図

【高ストレス者用】

面接指導結果報告書

対象者	氏名		所属	
			男・女	年齢　　歳

勤務の状況 （労働時間、労働時間以外の要因）	

心理的な負担の状況	（ストレスチェック結果） 　A.ストレスの要因　　　　点 　B.心身の自覚症状　　　　点 　C.周囲の支援　　　　　　点	（医学的所見に関する特記事項）

その他の心身の状況	0. 所見なし　　1. 所見あり（　　　　　　　　　　　　）

面接医師判定	本人への指導区分 ※複数選択可	0. 措置不要 1. 要保健指導 2. 要経過観察 3. 要再面接（時期：　　　　　　　　） 4. 現病治療継続　又は　医療機関紹介	（その他特記事項）

就業上の措置に係る意見書

	就業区分	0. 通常勤務　　1. 就業制限・配慮　　2. 要休業	
就業上の措置	労働時間の短縮 （考えられるものに○）	0. 特に指示なし	4. 変形労働時間制または裁量労働制の対象からの除外
		1. 時間外労働の制限　　　　　時間／月まで	5. 就業の禁止（休暇・休養の指示）
		2. 時間外労働の禁止	6. その他
		3. 就業時間を制限 　　　時　分　～　時　分	
	労働時間以外の項目 （考えられるものに○を付け、措置の内容を具体的に記述）	主要項目　a. 就業場所の変更　b. 作業の転換　c. 深夜業の回数の減少　d. 昼間勤務への転換　e. その他	
		1)	
		2)	
		3)	
	措置期間	日・週・月　又は　　　年　月　日～　　年　月　日	
職場環境の改善に関する意見			
医療機関への受診配慮等			
その他 （連絡事項等）			

医師の所属先	年　　月　　日（実施年月日）	印
	医師氏名	

Q46

高ストレスで面接指導の該当となった社員との医師面接を終えて、「配置転換が望ましい」という就業上の措置に係る意見書を提出したところ、人事部長から「今、配置転換はできない。この意見書は困ります」と言われました。このような場合、どうしたら良いでしょうか。

Answer

Point!

人事・労務担当者や上司からの面接対象者の勤務状況の情報収集が不十分であったなら、再度情報を収集し、本人の同意のもとで関係者による再度の協議を行うことが考えられます。また適切なプロセスを経て得られた判断であれば、人事部長に安全配慮義務の観点も含めて丁寧に配置転換の必要性を説明して理解を得ます。それでも難航した場合は、産業医の勧告権も考慮すると良いでしょう。

産業医から「配置転換が望ましい」との意見が提出される多くの場合で、職場要因と個人要因の相対的関連性から発症する適応障害が想定されます。その中には、業務の量・質の負荷や人間関係など職場要因が強く配置転換が治療的に有効と期待できるケースと、個人要因が強いものの対象者本人の配置転換希望が強く、面接した医師がそれを参考に意見提出したケースが含まれると考えられます。そして、このような人事・労務担当者や上司が困惑する意見書が提出される原因には、大まかに以下のようなパターンが想定されます。

① 対象者本人の言い分に偏ったバランスを欠いた意見書であった
② 意見書は適切だったが、人事部長個人のメンタルヘルス対策への理解が乏しかった
③ 意見書は適切だったが、人事部長を含む会社全体のメンタルヘルス対策への理解が乏しかった

①のような事態を回避するためには、普段の産業医業務(安全衛生委員会、職場巡視、個人面談、人事部門との打ち合わせなど)で経営環境を含めた会社の現状を把握しておくことや、面接指導に先立ち人事・労務担当者などから対象者の労働時間や労働時間以外の負荷要因などの勤務状況の情報を収集しておくことが重要です(「報告書・意見書作成マニュアル」の13ページ参照)。さらに、意見書記入の際に対象者の同意を得て、人事・労務担当者や上司同席のもとで就業上の措置を確定すると、関係者がおおむね納得できる内容にすることが可能です。今回のケースでは、今一度関係者からの情報を収集して本人同意のもと関係者で協議することが推奨されます。

②のような事態を回避するためには、人事部長に対して上記のような手順を経て至った判断

の根拠を丁寧に説明し、理解を求めます。その際、労働契約法第5条の使用者の安全配慮義務についても言及し、対象者の心身の健康を確保するために必要な配慮であることを述べると良いでしょう。また人事部長は「今はできない」との意見ですので、このまま就労を継続してほしい期間、今後の同部署の負荷要因の収束見通し、同部署で実施可能なストレス軽減策などを確認し、対象者の体調から医師として許容しうるならば、次善の策を検討する場合もあります。

　③では、これまでメンタルヘルス対策が行われていなかった会社がストレスチェックの法制化により、対象者の対応を迫られて消化不良を起こしていることが想定されます。丁寧に説明して理解を得ることが重要なのは②と同じですが、それと同時に全般的なメンタルヘルス対策を推進することが必要です。「労働者の心の健康の保持増進のための指針」（労働安全衛生法第70条の2第1項に基づく指針）で示されている4つのケア（136ページ参照）が継続的かつ計画的に行われるよう教育研修や情報提供を行い、職場環境等の改善、メンタルヘルス不調への対応、休業者の職場復帰のための支援等が円滑に行われるよう一歩ずつ取り組むと良いでしょう。

　②、③のように、適切なプロセスで実施された面接結果から配置転換が必要と判断したものの、様々な説明を尽くしても理解が得られず、また次善の策なども含めて検討しても合意が得られないこともあり得ます。そのように面接指導を担当した産業医として対象者の健康への悪影響が強く危惧される時は、総括安全衛生管理者や事業者に対して産業医の勧告を行うことも考慮します（労働安全衛生法第13条第3項及び第4項、労働安全衛生規則第14条第4項）。しかし、産業医の勧告権は労働者の健康確保に必要と認められる時に限られていますので、当該事業場の実情を十分に勘案した上で慎重に行う必要があります。

　ところで、配置転換は会社に大きな負担を強いる意見内容ですので、その提出には相応の慎重さが求められ、冒頭で示した個人要因が強いケースで配置転換を希望する対象者の話を鵜呑みにして、短絡的に配置転換を提案することは慎まなければなりません。現在の職場である程度の対策を講じても職務不適応の状況が継続し、本人の希望が強い場合などに、配置転換を検討するべきです。その際、配置転換そのものが現状のストレス状況を緩和しない場合もあることなどについて、対象者に説明する必要があります。新たな職務に十分適応できるかどうかの予測は難しく、一般に、適応障害の就業支援で治療的配置転換を検討する場合は、1回に限ることとし、次の職場でも前職場と類似の状況に至った場合には職場要因が強くないと判断し、個人要因を中心に対処することが考えられます（表）。

表 治療的配置転換

1. 定義と内容	産業医などが職場要因を検討し、治療上配置転換が必要と考えたもの。人事関係者や上司に助言する。 ・1回限りの配置転換である。 ・治療の一環としての配置転換である。 ・対象者の希望職場を聞く。できるだけ第3希望くらいまでで実施。
2. 対象者	・ハラスメント(セクシュアルハラスメント、パワーハラスメントなど)。 ・明らかに職務適性がない場合。 ・そのほか、必要性が高い場合。
3. なぜ1回なのか	・職場要因と個人要因の絡みで発症している。 ・職場要因が強い場合に行う。 ・対象者の第1〜3希望の職場に配置転換する。 ・その職場でうまくいかなければ職場要因は強くない。 ・職場要因を考慮するが、個人要因を中心に治療を行う。

* 産業精神保健19, 168-174, 2011 より引用

(森口 次郎)

事後措置に関して、人事部（事業者）から「面接の詳細を聞かないと、上司への説明もできないし対応できない」と詳細説明を求められましたが、どこまで話せば良いのでしょうか。社員の了解さえあれば、詳細を話して良いのでしょうか。

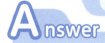

 Point!

　医学的な情報は就業上必要なものに限定した上で適切に加工し、本人の状況、その要因、措置が必要な理由などを具体的に伝えることが有効です。面接指導時、当該労働者とどの情報まで事業者に伝えるかについて、事前に同意を得ておくことがトラブル回避に役立ちます。

　「実施マニュアル」81ページにあるように、面接指導結果の記録の作成にあたっては、面接指導を実施した医師は、当該労働者の健康を確保するための就業上の措置を実施するため、必要最小限の情報に限定して事業者に情報を提供する必要があり、診断名、検査値、具体的な愁訴の内容等の加工前の情報や詳細な医学的な情報は事業者に提供してはいけません。

　しかし実務として、高ストレスの要因が職場の人間関係や、ハラスメント、業務への適応、過重労働などの場合も多々あり、労務管理的介入を必要とすることが少なくなく、そのため面接の詳細な内容を求められることもあるかと思われます。しかし事業者の求めに応じ、本人に無断で面接内容をそのまま伝えては、後々のトラブルとなってしまいます。すなわち、対象者が産業医との信頼関係のもと話した内容が、本人の意図と関係なく人事部などに知られることになり、対象者と産業医の信頼関係も崩れかねません。

　ただ、事業者が面接の詳細内容を求める場合の多くが、診断名、検査値、具体的な愁訴の内容等の加工前の情報や詳細な医学的な情報を求めているわけではなく、報告された就業措置の内容が不明瞭であったり、必要な情報が不足していたり、また内容が抽象的で分かりにくかったり、といったことが一因と思われます。このような事態を回避するためには、具体的な愁訴の内容等の加工前の情報や詳細な医学的な情報は就業上必要なものに限定した上で適切に加工し、本人の状況、その要因、措置が必要な理由、措置内容などを具体的に伝えることが有効です。また面接指導の際、事業者に就業措置を伝えるにあたり、当該労働者とどこまで（どの情報まで）事業者に伝えるかについて、事前に同意を得ておくことがトラブル回避に役立ちます。

　なお、職場環境の改善に関する意見は、人事労務管理に関わるものが多いため、情報管理も含め人事労務担当者と連携した慎重な対応が必要になります。

　また「指針」には「事業者が労働者に対して面接指導の結果に基づく就業上の措置を決定する場合には、あらかじめ当該労働者の意見を聴き、十分な話し合いを通じてその労働者の了解が

得られるよう努める」、「労働者の意見を聴くに当たっては、必要に応じて、当該事業場の産業医等の同席の下に行うことが適当である」(10ページ)とされており、労働者が同意した場合、就業措置を決定する前段階として産業医の同席のもと事業者が労働者から意見を聴く場面を設定しても良いでしょう。

　このような三者面談では、事業者、労働者、産業医がそれぞれの立場から直接意見を交換できるため、書面上のやり取りよりも多くの情報を把握できるため就業上の措置を決定する上で有用です。

　　　　　　　　　　　　　　　　　　　　　　　　　　　　　　　　　(小川　真規)

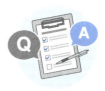

⓬ 衛生委員会等での活用

Q48 衛生委員会で実施者としてストレスチェックの報告を求められました。個人情報の取扱上の注意点を教えてください。

Answer

👉 Point!

ストレスチェックでは、衛生委員会などにおいて調査審議する内容が定められています。その内容には、ストレスチェック制度の実施方法及び実施状況並びにそれを踏まえた実施状況の改善等が含まれています。ただし、ストレスチェックや面接指導の結果などの個人情報は機微な情報であることから、議事録が広く事業場に周知されるべき衛生委員会の場で個人情報を直接取り扱うことは避けるべきといえます。

「指針」では、「事業者は、ストレスチェック制度に関する基本方針を表明した上で、事業の実施を統括管理する者、労働者、産業医及び衛生管理者等で構成される衛生委員会等において、ストレスチェック制度の実施方法及び実施状況並びにそれを踏まえた実施方法の改善等について調査審議を行わせることが必要である」(3ページ)とされています。つまり、衛生委員会の場を通して、産業保健の基本であるPDCA(Plan-Do-Check-Act)サイクルを回して改善していくことを想定しています。このことから、事業者は実施者に対してストレスチェックの実施報告を求めることになります。また事業者は労働基準監督署に対して、ストレスチェックの報告義務を負っています。

この時の注意点として以下が考えられます。

① ストレスチェックの結果や面接指導の結果、意見書等には、機微な個人情報を含むことから、労働者のプライバシーに配慮し、不必要な範囲まで公開されないようにすること
② したがって、衛生委員会ではその議事録が広く労働者に周知されるべきものをあることを考慮すれば、個人情報を特定できる形で取り扱うことは避け、個人が特定できない形で集計した結果などを報告することに留めること
③ 事業者は衛生委員会の調査審議を通してストレスチェック制度を適切に運用していくことになるが、一方で個人情報の保護、不利益取扱いの禁止について留意すること

事業者は、ストレスチェックと面接指導の実施後、その実施状況を様式第6号の2を用いて、所轄労働基準監督署に報告をします。その報告には、在籍労働者数、検査を受けた労働者数、面接指導を受けた労働者数などが含まれます。このような内容は衛生委員会でも最低限の報告事項とするようにしましょう。また、ストレスチェックの高ストレス者の人数や割合、補足的面談

を実施している場合はその人数や割合なども、個人の特定を避ける形での報告は次回のストレスチェックの運用改善を検討する上では有用な情報と言えます。高ストレス者の一覧、医師による面接指導を受けた者の一覧などを個人の特定ができるような形で衛生委員会において取り扱うことは不適切と言えますので、十分に注意してください。

表　衛生委員会等における調査審議する内容

● 調査審議にあたっては、ストレスチェック制度に関し、次に掲げる事項を含めるものとする。

① ストレスチェック制度の目的に係る周知方法

② ストレスチェック制度の実施体制
・実施者、共同実施者・実施代表者、その他の実施事務従事者の選任、明示等。

③ ストレスチェック制度の実施方法
・使用する調査票、高ストレス者の選定基準、ストレスチェックの実施頻度・時期、面接指導申出方法等。

④ ストレスチェック結果に基づく集団ごとの集計・分析の方法

⑤ ストレスチェックの受検の有無の情報の取扱い

⑥ ストレスチェック結果の記録の保存方法

⑦ ストレスチェック、面接指導及び集団ごとの集計・分析の結果の利用目的及び利用方法

⑧ ストレスチェック、面接指導及び集団ごとの集計・分析に関する情報の開示、訂正、追加及び削除の方法

⑨ ストレスチェック、面接指導及び集団ごとの集計・分析に関する情報の取扱いに関する苦情の処理方法

⑩ 労働者がストレスチェックを受けないことを選択できること

⑪ 労働者に対する不利益な取扱いの防止

（岩崎　明夫）

集団分析結果や面接指導で職場のコミュニケーション不足が窺われ、事業場全体での改善が望ましいと考えられる場合、産業医からどのように働きかければ良いでしょうか。

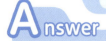

Point!
コミュニケーション不足の改善が望まれる場合、産業医は集団分析結果や面接指導・その他の観察から得た所感をまとめ、改善の必要性を事業者に伝えます。有効な対策を進めるためには、事業場の理解、特にトップがその必要性を認識することが不可欠です。衛生委員会の場も活用し、事業場トップの方針のもと、労使が参加するなど事業場の実態に合わせた活動を提案すると良いでしょう。

1. コミュニケーション改善の必要性を事業者に伝える
　ストレスチェックの集団分析では、業務量と裁量度、上司及び同僚のサポートが示されます。裁量度、上司及び同僚のサポートの指標が注意を要する場合、コミュニケーション不足が背景にある可能性も考えられます。また、面接指導やその他の健康相談では、職場のコミュニケーションについて労働者から意識して聴き取るよう努めます。これらの情報から職場のコミュニケーション不足が窺われ、事業場全体での取り組みが望ましいと判断した場合、産業医は改善の必要性を事業者（経営層）に伝えます。事業場全体での改善を進めるには、経営層がその必要性を認識し、方針を示すことが非常に重要です。

2. 衛生委員会を活用し事業場トップの方針のもとで取り組む
　コミュニケーションの改善は労使参加のもとに行うことが望ましいでしょう。衛生委員会の場で労使が問題点を共有することで、共に改善を進める機運が生まれます。コミュニケーションを阻害している要因を探り、有効な対策を講じるためにも、衛生委員会など労使参加の枠組みが必要です。

　産業医は衛生委員会の場では、面接指導やその他健康相談などから把握した問題点とともに、具体的なコミュニケーション改善のための取り組みも提案します。なお、職場単位での状況を配慮なく全体に公表した場合、集団分析と同様に、特に管理者への不利益につながる可能性があります。事前の合意を得ておくか、伝える範囲を限定しておくようにしましょう。

　事業場で策定する「心の健康づくり計画」には、コミュニケーションの改善についても盛り込むようにします。コミュニケーションの改善は安全確保や品質維持の面からも重要であることを強調するのも有効な方法です。

3. コミュニケーション改善に役立つ具体的な提案

コミュニケーションを改善するためには、教育・研修の機会を設けること、コミュニケーションの改善につながる活動を展開することが考えられます。事業者がハラスメントへの対応など、個人を尊重する一貫した姿勢を示すことも極めて重要です。

○ 教育研修

メンタルヘルス教育では、コミュニケーションの改善も盛り込みましょう。外部から講師を呼ぶ、または産業医が講師を担当するほか、中災防や都道府県産業保健総合支援センターなど各団体が開催する講習会に参加させる方法、ビデオプログラムや図書の回覧という方法もあります。

[傾聴法]
ラインによるケアを展開する上でも大変重要な手法です。特に管理者には傾聴法を身につけることが強く望まれます。

[アサーション]
それぞれの違いを認め、相手の立場を尊重した自己主張を行う考え方・手法です。

[CRM（Crew Resource Management）]
航空安全の分野から広く産業界や医療界などに応用されている概念です。人や資源など利用できるものを最大限利用し、事故につながる因子をコントロールして最大限の成果を出すことを目標としており、この中で適切なコミュニケーションは非常に重視されています。国際民間航空機関（ICAO）は、安全な組織の要件の一つとして、「自由な発言、同僚や上司に気軽に相談できる雰囲気、報告制度等により情報共有がなされていること」を取り上げています。

[ハラスメント防止、接遇・マナー]
職場におけるハラスメントは、受ける側の心身の健康を損ねることはもちろん、職場の機能も著しく悪化させます。また近年、ハラスメントほど明確な害意はないものの職場に悪影響をもたらすincivility（職場の不作法…とげとげしい態度や言動）も注目されています。これらへの意識向上を図ることは極めて重要で、相互を思いやった接遇・マナー教育も有意義です。

○ コミュニケーションの改善につながる活動

[職場環境等改善のためのヒント集（メンタルヘルスアクションチェックリスト）を活用する]
職場環境改善のためのヒント集（http://mental.m.u-tokyo.ac.jp/jstress/ACL/）には、職場改善につながる様々な取り組み例が示されています。労使参加でグループ討議を行い、それぞれの項目について検討します。優先的に実施する項目も選定します。この取り組みにより問題解決が図られるほか、相互の理解と情緒的なつながりが深まる効果も報告されています。

[対話の機会を確保する]
職場内での定例的な実施事項として、業務に関する報告や連絡・相談などを行う機会を設けることは重要です。また、管理者との定期的な面談など、時期を決めて内容を深めて行う対話も必要でしょう。

［懇親の機会を設ける］

　業務以外でも、スポーツや文化的な行事、レクリエーションなどを通じて互いに気心が通じることは大きな財産となります。ただし、無理強いとならないよう配慮しましょう。

［その他の好事例を取り入れる］

　労働者が相互に、良いと思ったこと、うれしかったことなどをカードに記載し手渡す「ありがとうカード」、「いいね！カード」などの取り組み例があります。また、日本産業衛生学会が公開している良好実践事例（http://gps.sanei.or.jp/）や、日本産業ストレス学会が公開しているメンタルヘルス対策好事例集（http://jajsr.umin.ac.jp/working.html）を参考にします。

○ 個人を尊重する姿勢を示し体制を整える

　掛け声だけではコミュニケーションは改善されません。事業者にはコミュニケーションの阻害因子を取り除く目に見えた取り組みが求められ、またハラスメントをなくす姿勢を示す必要があります。さらに、相談窓口を事業場内外に設けることも重要です。

（山瀧　一）

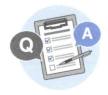

安全衛生委員会では、ストレスチェックの受検率と面接指導者数を開示しています。しかし、委員からは「もう少し事業所全体に良い効果を与える衛生委員会での討議の方法はないのか」との質問を受けました。どのように対応すれば良いのでしょうか。

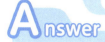

ストレスチェック終了後の安全衛生委員会では、個人情報保護のこともあり、受検率・高ストレス者数（面接指導対象者数）・面接指導実施者数などが報告されることになるでしょう。しかし、これらの報告だけでは、ストレスチェック制度の趣旨である一次予防に向けての活動を安全衛生委員会で行うには難しいと考えます。一方、集団分析結果を職場（組織）のプライバシーに配慮しながら、安全衛生委員会で説明し事業所全体の状況を理解することは、ストレスチェック制度を活用した一次予防そのものです。ストレスチェックの集団分析で状態が良好と思われる職場の活動や、ストレス状態は良好とは言えないが改善活動に取り組む職場の活動を安全衛生委員会で討議するなどの方法があります。

1. 集団分析結果を安全衛生委員会で説明する

各職場を匿名にして、事業所の組織を仕事のタイプに応じていくつかに分け（例えば、製造部門・間接部門・研究部門など）、比較するほうが分かりやすいと考えます。これにより、4要素の各得点のばらつきや、「量-コントロールリスク」、「支援リスク」、「総合リスク」のばらつきが分かりやすくなります。まず、職場のストレスには大きな差が存在することを理解してもらうことが重要です。

2. グッドプラクティスの水平展開

集団分析結果から状態が良好と考えられる職場を抽出し、産業保健スタッフ等が、職場のコミュニケーションや風土を良くするために、仕事をする際に（上司や職場全員で）注意している行動などをヒアリングしてみます。このようなヒアリングを実際に行ってみると、職場が盛り上がり楽しいことに気づきます。その後、これらの職場の管理者に安全衛生委員会で「ストレスをうまくコントロールしている良好職場」、「職場の風土が良くなる職場の運営」、「職場コミュニケーションの向上」などのテーマをグッドプラクティスとして話してもらい、これらをもとに職場をより働きやすい所に変えるための討議を行うことや、職場をより働きやすくするための行動目標を安全衛生委員会で決めていくなどの方策が考えられます。

3. 経時変化の活用

　集団分析結果を経時的に見ていくと、職場管理者や職場のメンバーが変わらなくても、集団分析結果が徐々に改善してくる職場を発見することができます。職場全員で何かの活動をしている可能性が高い職場です。そのような職場での変化を捉え、グループ討議やヒアリングを通じてグッドプラクティスを抽出して、上記と同じように展開することも考えられます。

4. 個別事例からのグッドプラクティスの展開

　面接指導の結果、面接指導対象者の職場での悩みや、その人にとっての職場でのストレスを聞くことになる場合は良くあります。この中には、職場管理者にきちんと説明することにより解決できる問題も数多くあるのですが、多忙さ、本人の思い込みや周囲への遠慮などから、個人で耐えている場合も見受けられます。このような場合、単純に就業制限を行うのではなく、産業医を含めた本人と上司の真摯な協議で改善に向けての一定の効果が得られる場合があります。このような事例を匿名化または複数事例を集約するなどして、安全衛生委員会で説明することにより、職場管理者の意識の向上や面接指導に対する障壁感の低減につながる可能性があります。

　ストレスチェックの結果として、ハイリスクの個人や集団のみに目を向けるのではなく、グッドプラクティスの討議などを通じて、職場や個人にとって良い現象に結び付くことを、多くの人に理解してもらうことも重要であると考えます。

（土肥　誠太郎）

4. 通常面談
⓭ 通常の産業保健活動の一環としての面談

 Q51 面接指導の申出がない高ストレス者に対し、通常の相談として対応する場合の注意点は何でしょうか。

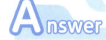

 Point!

高ストレスの労働者が、面接指導の申出はしないで通常の相談を希望する場合には、高ストレスであることを事業者に知られること等について不安があると考えられます。この点に配慮しつつ、就業配慮が必要であれば、労働者の同意を得て事業者に意見を述べることが産業医の役割です。

ストレスチェックの結果、高ストレスと判定されて面接指導を受けるように勧奨される労働者のうち、実際に事業者に面接指導の申出をする割合は、かなり低いと言われています。ストレスチェックは、高ストレス者を見つけて面接指導を受けさせることが目的ではなく、高ストレスの状態にある労働者がメンタルヘルス不調にならないようなアプローチを行うことが主な目的です。医師による面接指導を受けると、①就業配慮が必要な場合は医師から事業者に意見が伝えられ、職場での配慮の実践につながりますし、②今後の対処方法についてセルフケアの指導を受けることができ、高ストレス状態の改善が期待できます。さらに、③すでにメンタルヘルス不調となっている場合には専門医の受診、治療につなげることができます。しかし、労働者の中には、メンタルヘルスに関する問題があることを会社に知られたくない、という思いがある場合も多く、面接指導を申し出ることを躊躇することになってしまいます。

面接指導で期待できることのうち、②、③の対応は、高ストレス者が外部の医療機関や相談機関に受診・相談することで対処可能です。しかし、外部機関へ行くことも面接指導の申出と同様に躊躇する場合が多いでしょう。そして、高ストレス者が高ストレスの状態にあることを認識した上で医療の専門家とかかわらずに過ごすことは、本来のストレスチェック制度の目的とは逆に、メンタルヘルス不調の発生リスクを高める可能性も考えられます。そこで、産業医や看護職等が日常の産業保健活動の中で実践している健康相談の窓口を活用する方法が考えられます。一般の健康相談でも、上記の②、③の対応が可能です。さらに、相談に産業医が関与することによって、必要な場合は①の対応につなげることができます。

相談の対応は、面接指導と異なり医師である必要はなく、産業医以外に看護職や心理職が対応することも可能です。看護職や心理職がこの相談を受けた際、専門医の受診の要否や就業配慮の要否の判断等が必要と考える場合には、産業医の面談も予定する必要があります。一方、産業医の面談が不要と考えられる場合でも、高ストレス者の面談ですから面談内容を産業医に報告し、事後の対応の要否について判断を仰ぐことが望まれます。もちろん産業医がはじめから面談しても構いません。産業医が面談した結果、セルフケアのアドバイスのみで済めばそれで

終結しますが、医療機関の受診を勧奨した場合は、改めて医療機関の受診結果を確認し、就業配慮の要否を判断する場面をもう一度作る必要があります。このフォローアップの面談の結果であっても、初回の産業医面談の結果であっても、産業医が就業配慮の必要がある場合には、その旨の意見を事業者に述べる手順を進めます。これには2つの方法があり、その1つが面接指導を実施することとして、面接指導の手順に沿って事業者に就業配慮の意見を述べる方法です。もう1つは、健康相談結果から産業医が就業配慮に関する意見を述べる方法です。これは、高ストレス者の対応に限らず、がんの治療を受ける労働者の配慮をはじめとした「治療と職業生活の両立支援」の際など、日常の健康管理活動でも行うことです。前述のとおり、面接指導を実施することが目的ではありませんので、手続きがスムーズな方法をとることが勧められます。一般健康相談における対応のフローを図に示してあります。

なお、一般健康相談から就業配慮の意見を出すにいたる過程では、来談した労働者の気持ちに十分配慮する必要があります。面接指導の申出は行わず、一般健康相談に来談したことは、就業配慮を希望していたわけではなく、むしろ、会社、上司、同僚には知られたくないという気持ちが強いと考えられます。一方で、産業医の役割として、業務を継続することによって健康状態が悪化することを予防する必要があります。そのため、産業医は面談の中で労働者とよく話し合い、労働者の理解と同意を得て手続きを進めることが大切です。

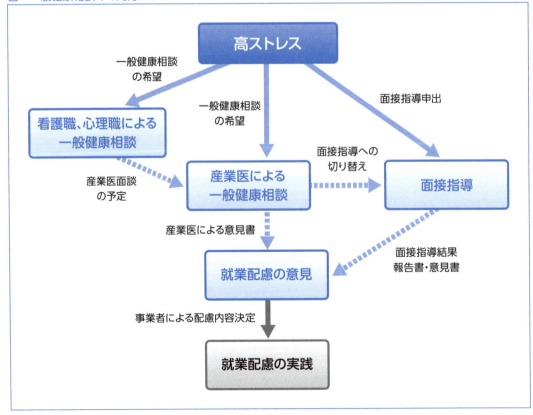

図　一般健康相談での対応のフロー

（竹田　透）

Q52

面接指導の希望者は少ないと予想していますが、一般相談は増える可能性があります。産業医契約の中で、一般相談の費用をどのように決めれば良いのでしょうか。また、一般相談でもクリニック等で行うことは可能でしょうか。この場合の注意点もお教えください。

Answer

Point!

一般相談の契約上の取扱いや費用に関する明確な決まりはありません。産業医契約の職務に含むとする場合や、新規にストレスチェック関連業務の契約を結びその中で一般相談について取り決めを行う場合が想定されます。

一般相談をクリニック等で行う場合には、診療との区別、費用請求、個人情報の取扱い等に注意が必要です。

今回のストレスチェック制度の医師の面接指導は、高ストレスで実施者が必要と確認した者のうち、自ら申出を行った者に対して行うことになっています。

しかし、「実施マニュアル」の中でも指摘されているように、高ストレスで面接指導が必要と案内を受けた労働者でも、業務多忙やストレスチェック結果が事業者に提供されることなどを理由に、医師の面接指導を希望しない者が数多くいると考えられます。そのため、正式な医師の面接指導以外でも、日常的な活動の中での産業医による相談対応や、保健師やカウンセラー等による相談窓口を用意し、高ストレス者が放置されないような対策を講じることが大切です。

産業医（実施者）としても、面接指導の申出を行わない者のストレス反応や、ストレス要因の程度や内容が気になるところであり、任意の健康相談、健康診断の事後措置、過重労働の面接指導等、通常の産業保健活動の機会を利用し、ストレスの状況や職場環境等について確認し、気づきやストレス対処行動の支援を行うなど、できるだけ高ストレス者にアプローチするような工夫が望まれます。

今回のストレスチェック制度開始にあたり、産業医には、実施者の選任や法令で定める医師の面接指導以外にも、高ストレスあるいは要面接指導の対象者を選定するための補足的面談や医師の面接指導を希望しない高ストレス者に対する通常の産業保健活動における相談対応（一般相談）などの業務が新たに生じる可能性があります（図）。

今回新たに発生するであろうストレスチェックに関する一般相談等について、契約上の取扱いや費用に関して明確な決まりはありません。現在の産業医契約の職務に含まれるとする場合、新しい職務追加として産業医契約の見直しをする場合、産業医契約とは別に実施者や面接指導業務受託とあわせてストレスチェック関連業務に関する新規契約を結ぶ場合が想定されます。

図　高ストレス者のフォローアップ

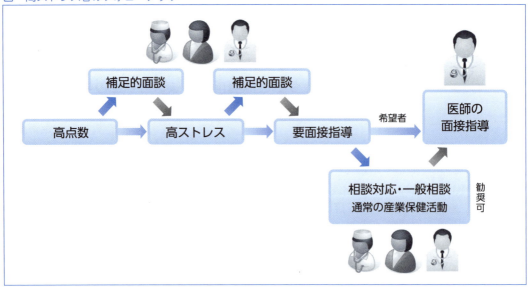

　新たな職務とする場合には、費用については、相談1件あたりの単価あるいは相談に要する執務時間の単価での契約になることが一般的です。

　いずれの場合でも、事業者と十分協議し、双方合意の上ストレスチェック制度が開始できるようにすることが望まれます。制度開始後に契約外の事項が発生することもあることから、契約に定めのない事項についてはその都度双方で協議する旨の条文を入れておくと良いでしょう。

　一般相談等の面接（面談）を、事業場以外の場所（例えば自身のクリニック）で実施することも可能です。

　ただし、面談場所として、秘密が厳守されることはもちろん、周囲の目を気にせず、リラックスして話ができる場所を用意することが望まれます。また、クリニック等医療機関で実施する場合は、診療とは明確に区別し、診療録への記載や保険請求はできないことに注意が必要です。費用は全額事業者負担となり、ストレスチェック結果の取扱いや管理についても厳格な対応が求められます（表）。

表　クリニック等で一般相談を実施する場合の注意点

- 面談場所の確保
- 診療と区別する
- 診療録に記載しない
- 診療報酬請求できない
- 費用は事業主負担
- ストレスチェック結果の管理

（城戸　尚治）

ストレスチェックの実施後、医師による面接指導の申出がほとんどないこともあり、高ストレス者に対して、常駐の看護職による一般相談を実施しようと思っています。この場合、気になる人は医師による面接指導に誘導してもらうことは可能でしょうか。可能である場合の注意点があれば教えてください。

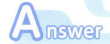

事業場では従来から様々な産業保健活動が行われています。ストレスチェックの実施と面接指導もそのひとつとなりますが、従来の産業保健活動の一環として、一般相談として広くストレスに関する相談を受けることも良いでしょう。その場合、従来の産業保健活動と同様に、必要に応じて産業医等と連携できるようにしておきましょう。

　事業場では、ストレスチェックの実施や面接指導以外にも、定期健診の事後措置、保健指導、過重労働の面接指導、職場巡視、一般相談等の様々な産業保健活動が行われており、労働者と医療職が面談をしたり相談を受けたりする機会があります。法制度としてのストレスチェック制度では、ストレスチェック実施後の高ストレス者に対して、医師による面接指導の申出という仕組みがあります。事業場の実情に応じて、定期健診の事後措置、保健指導、過重労働の面接指導、職場巡視、一般相談等の産業保健活動の機会を活用して、一般相談としてストレスに関する相談を受けることもひとつの方法です。法の趣旨として、職場でのメンタルヘルス活動の充実がありますので、事業場に産業医以外の医療職がいる場合は、それらの機会を活用して、ストレスに関する相談を受けることもできるでしょう。

　医師以外の医療職が一般相談としてストレスに関する相談を受ける場合、以下の注意点があります。

① 産業医等の医師に一般相談ケースを報告し、連携できる体制を整えておくこと
② 就業に影響が出ている等の事例性がある場合や、体調に心配がある等の疾病性がある場合は、産業医等の医師による面接指導を労働者に勧めて連携すること
③ 法制度としての医師による面接指導を望まない場合で、上記②の場合は、医師による一般相談として連携すること
④ 医師以外の医療職による一般相談は、ストレスチェック制度としての医師による面接指導の代用とはならないことに留意すること
⑤ 医師以外の医療職による一般相談において、ストレスチェック結果を活用する場合には、一

般相談時に労働者にストレスチェック結果を確認することの個別同意を取るか、当該医療職が実施者であることが必要であること

　事業場によっては、産業医以外に看護職や臨床心理士等心理職が常駐あるいは定期的に訪問している事業場もあり、それらの専門職がストレスに関する相談を一般相談として日常的に受けています。この場合は、それらの専門職が産業医等の医師と報告、連携する体制を構築しておき、必要に応じて医療機関への紹介や医師による面接指導につなげることが大切です。特に事例性や疾病性の観点から就業や日常生活に影響が出ている場合は、連携は必須と言えるでしょう。ストレスチェック制度としての医師による面接指導を希望しない労働者の場合には、産業医等の医師による一般相談として対応することもあります。また、医師以外の医療職が一般相談としてストレスに関する相談に対応した場合は、法制度としてのストレスチェック制度における医師による面接指導の代用とはならない点には留意が必要です。さらに、この場合、一般相談としてストレスに関する相談に対応する時に、ストレスチェック結果を確認することになりますが、ストレスチェック制度では実施者、あるいは実施事務従事者以外はストレスチェック結果を自由に確認することはできません。このため、一般相談時に労働者にストレスチェック結果を確認することの個別同意を取るか、当該医療職が実施者、あるいは実施事務従事者になっておく必要があります。

図　事業場で実施されている様々な産業保健活動の相互活用例

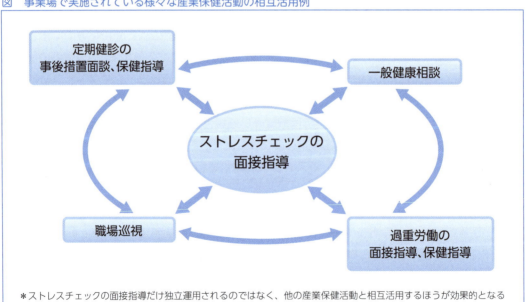

＊ストレスチェックの面接指導だけ独立運用されるのではなく、他の産業保健活動と相互活用するほうが効果的となる場合がある。また、医師以外の専門職が関与できる場合は、その連携が重要である。

（岩崎　明夫）

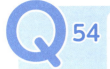

ストレスチェックの結果について、医師に相談を希望している労働者が、ストレスチェック結果は会社に知られたくないと言っています。どのように対応すべきでしょうか。

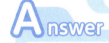

Point!

法制度としてのストレスチェック制度では、高ストレス者が医師による面接指導を申し出た場合には事業者にストレスチェック結果を通知することに同意したものとみなすことができます。そのため、労働者が事業者にストレスチェック結果を通知してほしくない場合には、ストレスチェック制度としての医師による面接指導ではなく、一般的な健康相談として対応することはひとつの方法です。

　ストレスチェック制度では、高ストレス者が医師による面接指導を申し出た場合には、事業者は医師による面接指導を受けさせる義務があります。その場合、労働者は事業者に対してストレスチェックの結果を提供することに同意したものとみなすことができます。ストレスチェック制度では、医師による面接指導を実施した場合、事業者が就業上の措置を要することがあり、事業者は医師による面接指導を実施し、その医師の意見を聴取して、就業上の措置に活かさなくてはなりません。このため、ストレスチェックの結果も通知することで、円滑かつ適切に医師による面接指導を実施することが期待されます。一方で、労働者によってはストレスチェックの結果を事業者に直接知られたくない場合もあります。

　ストレスチェック制度における医師による面接指導を申し出た場合、事業者がストレスチェック結果を直接把握する前提に立てば、労働者がストレスチェックの結果を通知されたくない場合の対応を検討しておくと良いでしょう。事業場ではストレスチェック制度以外にも定期健診の事後措置や保健指導、過重労働の面接指導や保健指導、一般健康相談、職場巡視等、労働者と産業医等の医師やその他の医療職、専門職が面談を行う機会がありますので、それを活用することもひとつの方法です。事業場によっては、医療職は産業医のみである場合も多く、その場合は産業医による一般健康相談としてストレスに関する相談を受けることが考えられます。一般健康相談の結果、就業上の措置を要すると医師が判断する場合には、労働者の同意を取った上で、措置の内容を産業医の意見として事業者に伝え、事業者が適切な就業上の措置を実施していくことも可能となります。

　また、事業場によっては、労働者が医師による面接指導を申し出た場合の対応として、その時点では直ちに事業者がストレスチェックの結果を把握することはせず、医師による面接指導の申出の把握に留め、その後、医師の意見を適切にヒアリングすることで、必要な就業上の措置を実施するという仕組みを取り入れているところもあります。法の趣旨に照らせば、必要な労働

者に対して適切に就業上の措置を行い安全配慮義務が遂行されることが本質的に重要ですので、上記の仕組みは医師による面接指導の申出へのハードルを下げる意味があるとも言えます。この場合、事業場によっては衛生管理者が医師による面接指導の面談設定をする場合があること、事業者は労働基準監督署にストレスチェックの実施報告として面接指導を受けた労働者数を報告する必要があることから、法的には、労働者からの医師による面接指導の申出自体の把握は最低限必要と言えるでしょう。

　また、ストレスチェック制度は新たな健康管理の仕組みとして導入されましたが、事業場におけるメンタルヘルス対策はそれだけではありません。厚生労働省による「労働者の心の健康の保持増進のための指針」（表）において、事業場では4つのケア（セルフケア、ラインによるケア、事業場内産業保健スタッフ等によるケア、事業場外資源によるケア）を推進することとなっています。産業医による一般健康相談としてストレスに関する相談対応を行うことは、4つのケアのうち、事業場内産業保健スタッフ等によるケアに相当します。他にも、セルフケアやラインによるケアとして、研修機会の提供や早期の相談対応があげられています。こうした4つのケアも視野に入れて、ストレスチェック制度を事業場の「心の健康づくり計画」の一環として位置づけ、従来の相談ルートも活用するようにしましょう。

表　労働者の心の健康の保持増進のための指針における4つのケア

4つのケア	セルフケア	労働者がみずからの心の健康のために行うもの 1　自分のストレスへの気づき 2　ストレスへの対処法の理解と実行
	ラインによるケア	職場の管理監督者が労働者に対して行うもの 1　職場環境等の改善 2　労働者に対する相談対応
	事業場内産業保健スタッフ等によるケア	事業場内の産業保健スタッフ（産業医、衛生管理者等、保健師等）、心の健康づくり専門スタッフ（精神科・心療内科等の医師、心理職等）、人事労務管理スタッフ等が行うもの 1　セルフケア、ラインによるケアに対する支援の提供（相談対応や職場環境等の改善を含む。） 2　心の健康づくり計画に基づく具体的なメンタルヘルスケア実施の企画立案 3　メンタルヘルスに関する個人情報の取扱い 4　事業場外資源とのネットワークの形成とその窓口となること
	事業場外資源によるケア	都道府県産業保健総合支援センター、地域産業保健センター、医療機関他、事業場外でメンタルヘルスケアへの支援を行う機関及び専門家とのネットワークを日頃から形成して活用すること

（岩崎　明夫）

5. 法的事項
⓮ 面接指導に関連する法的留意事項

事業者は、その把握した労働者の健康情報等に基づき、当該労働者に対して不利益な取扱いを行ってはいけないとありますが、具体的にはどのようなことでしょうか。

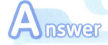

> **Point!**
> 労働者に対する措置は、あくまでも労働者の健康の確保に必要な範囲で行う必要があります。事業者への制約として、法は面接指導の申出のみを理由とする不利益な取扱いを禁止しており、その他の禁止されるべき類型は「指針」に示されています。

1. 不利益な取扱いの防止の趣旨－労働者の健康の確保に必要な範囲

事業者には、必要に応じて就業上の措置を講じるべき義務があります。措置によっては労働者の不利益が避けられない場合がありますが、そのような事態が想定されるからといって、事業者による濫用が許されるわけではありません。

この点、「指針」10は、「事業者が、ストレスチェック及び面接指導において把握した労働者の健康情報等に基づき、当該労働者の健康の確保に必要な範囲を超えて、当該労働者に対して不利益な取扱いを行うことはあってはならない」としています。

すなわち、労働者に対する不利益な取扱いの防止は、事業者に「労働者の健康の確保に必要な範囲」を超えないことを求める趣旨であり、これはプライバシー・個人情報の保護とならび、労働者の利益を保護するための重要な制約原理となっています。

2. 法及び「指針」で禁止される不利益な取扱いの類型

法は、面接指導の申出のみを理由とした不利益な取扱いを禁止しており（安衛法第66条の10第3項）、その他の禁止されるべき事項は「指針」10に列挙されるという形が取られています。これらは次の3つの類型に整理することができます。

類型1　非協力的な労働者への制裁的・強制的な取扱いの禁止
類型2　面接指導等に関する法定の手続きを満たさない取扱いの禁止
類型3　労働関係法令に違反するおそれのある措置の禁止

それぞれの類型で禁止される不利益取扱いの例とその理由については、表に示します。

表 法及び「指針」で禁止される不利益な取扱いの類型((理由)は筆者の私見による)

類型1	非協力的な労働者への制裁的・強制的な取扱い(「指針」10(2)ア)
	(1) ストレスチェックを受検しないことを理由とした不利益取扱い 　就業規則における受検の義務付けや、それに違反した場合に懲戒処分を行うといった制裁的・強制的な取扱いは許されない。 (2) 事業者への結果提供に同意しないことを理由とした不利益取扱い (3) 面接指導の要件を満たしているにもかかわらず、面接指導の申出を行わないことを理由とした不利益取扱い
理由	非協力的な姿勢に対して制裁を科すような取扱いは、「労働者の健康の確保に必要な範囲」から逸脱しており、また、法が労働者の自己決定を尊重し制度への参加を労働者の任意にしようとした趣旨に反する。
類型2	面接指導等に関する法定の手続きを満たさない取扱い
	(1) 面接指導を実施しないで行う不利益取扱い 　① 面接指導の申出のみを理由とした不利益取扱い(安衛法第66条の10第3項) 　② ストレスチェック結果のみを理由とする不利益取扱い(「指針」10(1)) (2) 面接指導に基づく措置の実施にあたり、法令上求められる手順・要件に沿わないで行う不利益取扱い(「指針」10(2)イ①②)。 　① 法令上求められる手順(面接指導や医師からの意見聴取など)に沿わないもの 　② 法令上求められる要件を満たさない内容のもの(医師の意見と内容・程度が異なるなど医師の意見からして必要と認められる範囲内となっていない、または労働者の実情が考慮されていない等)
理由	法は、医師の面接指導及び意見聴取という一連の手続きを経ることのみを前提にしており、そのような医師の専門的知見に基づかないでする措置は「労働者の健康の確保に必要な範囲」についての検討を欠き、合理的でないとみなされる。
類型3	労働関係法令に違反するおそれのある類型(「指針」10(2)イ③)
	面接指導の結果を理由として、次の措置を行うこと 　① 解 雇 　② 雇止め(期間を定めて雇用される者について契約の更新をしないこと) 　③ 退職勧奨 　④ 不当な動機・目的による配置転換又は職位(役職)の変更を命じること 　⑤ その他の労働契約法等の労働関係法令に違反する措置を講じること
理由	類型1・2には抵触せず形式的にはストレスチェック制度上の手続を充足している場合であっても、不利益の程度が重大であるため、「労働者の健康の確保に必要な範囲」と考えることは難しい。通常は労働関係法令全体の法秩序に照らして合理的でないと解される。

　なお、解雇等が禁止されるとした類型3については、以下のように考えると良いでしょう。
　例えば①の解雇の場合、就業規則等の根拠があるだけでは不十分であり、処分の合理性を備えていなければ無効となり得ます(労働契約法第16条・解雇権濫用法理)。ストレスチェック制度の手続上は適法と思われる場合であっても、労働関係法令全体の法秩序に照らして合理性が問われる可能性があるということです(①以外の措置も同様)。
　また、解雇等の重大な問題がストレスチェックの手続上要請されることは想定しがたく、通常は「労働者の健康の確保に必要な範囲」とは言えないと考えられます。

以上の観点から、類型3はストレスチェックの手続内で安易に選択してはならない例を列挙したものであり、この点について注意喚起する意義があると理解できます。
　一方で、上記の理由を踏まえると、すべてを一律に禁止と捉えるのもまた不当であり、医師の専門的知見から「労働者の健康の確保に必要な範囲」であると判断され、かつ、労働関係法令に照らして合理性や手続きの正当性が認められる取扱いであれば適法となる余地はあります。この場合には、法的な視点による冷静な検討を欠くことができないため、可能であれば弁護士等の専門家と連携をとると良いと思われます。

3. 実施者・産業医の立場として
　前述のように、不利益な取扱いの防止は事業者に課せられた制約であり、実施者（あるいは実施者の立場にない事業場の産業医）に中心的な役割を求めるものではありません。しかし、実施者及び産業医としてストレスチェックに関与する立場にある以上、不利益な取扱いの防止に向けて次のような努力をなし得るはずです。

① 面接指導の手続きを中心に法定の手続きに沿って制度が運用されているかを監視し必要に応じて是正を図る。
② 面接指導後に医師の意見が歪曲されることなく措置に反映されるよう、事業者に対するフォローを継続して行う。
③ 不利益取扱いが生じたケースにおいて、その是正及び今後の予防の観点から事業者に対する指導・勧告を行う（産業医の場合）。

　なお、客観的には不利益な取扱いの禁止事項に該当しない場合であっても、措置の対象である労働者が「ストレスチェックを理由とした恣意的な不利益取扱いを受けた」と主張すれば紛争になるのではないかと懸念する意見があります。面接指導やその後の手続きにおいて労働者への対応に関与する場合には、当該労働者が納得しやすい説明を心がける等の配慮が必要です。

（西園寺　直之）

産業医が実施者となり、ストレスチェック結果により、労働者のメンタルヘルス上の問題を把握していたにも関わらず、結果提供の同意ないし面接指導の申出がないため事業者に適切な情報提供や助言指導を行えず、その結果、労働者が不調を来たしたという場合の産業医の法的責任はどうなるでしょうか。

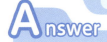

労働者の自由な選択の結果、事業者が十分な措置を講じ得ないという状況になったとしても、それは法が予定する事態だと言えます。基本的には、実施者個人の責任を問うことを制度は想定していません。ただし、実施者の役割を著しく怠った者には過失責任の余地があります。役割を充足するためには、労働者に対する働きかけとして、面接指導の申出の勧奨等に努めることが重要になります。

制度の公表当初、本設問の問題意識は、実施者を担うことへの不安や負担感の代表例として産業保健関係者の間でよく取り上げられていました。

ただし結論から言えば、基本的に実施者個人の責任を問うことは相当ではなく、厚生労働省の「行政Q&A」も同様の結論を示唆しています。理由は以下のとおりです。

1. 実施者個人の法的責任についての基本的な考え方

法は、ストレスチェックの受検を労働者の任意とした上、事業者への結果提供及び面接指導の申出も労働者の選択に委ねており、労働者の自己決定を重んじた制度設計になっています。その反動としてストレスチェック結果が実施者のもとにとどまり、事業者による情報の活用が困難になる事態が生じ得ますが、それは法が予定した事態です。実施者個人の責めによらない事由により、法的責任を問うことは相当ではありません。

「行政Q&A」も同様の結論を示唆しており、民事上の責任について行政から解釈や考え方を示すことはできないとしながらも、次のように述べています。

「ストレスチェックの結果は、労働者本人の同意がない限りは実施者(産業医)にとどまり、事業者に提供されないということは、労働安全衛生法の規定するところであり、労働者の同意を得られず、産業医が知っているストレスチェックの結果が事業者に伝わらず、その結果就業上の措置が講じられなかったとしても、産業医個人の責任が問われるような性格のものではありません。」(下線は筆者)。

なお、平成26年12月27日公表の行政検討会報告書にも同様の言及がなされているため、上記の帰結は行政の立場と矛盾するものではないと考えて良いでしょう。

このように、基本的には、制度は実施者個人の責任を問うことを想定していませんが、そうだとしても、当該労働者に対しての働きかけを一切欠くなど実施者としての役割を著しく怠った場合、過失責任の余地が皆無とは言えません。

2. 実施者の役割を果たすためには

実施者は、ストレスチェック結果を事業者につなぐための努力として、以下の手段を講じることが可能です（詳細は本書の各記載を参照）。

① 面接指導の申出の勧奨
② 通常の産業保健活動の一環としての相談対応への誘導・勧奨
③ 定期健康診断後の面接指導ないし長時間労働者への面接指導における対応

まず、面接指導という正式な手続きにつなげるために、少なくとも1回は①の勧奨を試みることが望ましいと考えられます。また、それが功を奏さずストレスチェック制度の枠内では対応できなかったとしても、②の相談対応や③に挙げた場面を通じて労働者の状態を確認する余地があります（なお、「行政Q&A」は、「実施者である産業医から、通常の産業保健活動の一環として実施する面談を受けるよう勧奨することは問題ありません」とする）。これらの手段をどう組み合わせていくかは実施者の任意ですが、検討すらしないという体制では不利な評価を免れないと考えるべきでしょう。

なお、②及び③の結果を事業者に報告する際、通常は本人の同意を要しませんが、情報の安易な取扱いは労働者への不意打ちになり得ます（ストレスチェック制度における厳格なプライバシー・個人情報保護が形骸化しかねません）。表にあるように、当該対応が正式な手続き以外のものであることを労働者に明示し、事業者に対する情報提供の意向を確認するよう努める必要があります。報告書には、労働者の同意なくストレスチェック結果を記載しないよう配慮することになります。

表　②通常の産業保健活動の一環としての相談対応における留意点（③にも共通する）

- 相談対応の中でストレスチェックに関する情報を把握した場合には、原則として労働者本人の意向に沿って情報の管理・提供がなされる必要がある（事業者に提供する場合には本人の同意が必要）（「実施マニュアル」61ページ）。

- 実施した面談が実質的にはストレスチェックを踏まえた面接指導になったといえる場合、その結果について事業者に情報提供し、記録し、意見を述べるなどの必要があれば、正式な面接指導に切り替えることは可能だが、その場合は切り替えの前にその旨労働者の了解を得る必要がある。（同上66ページ）

（西園寺　直之）

面接指導時の状況から精神科受診は不要と判断しましたが、後にその者が不調を来たした場合、受診勧奨を怠ったなどとして法的責任を問われないかと心配です。面接指導における判断には、どこまでの精度が求められるのでしょうか。

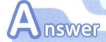

> **Point!**
> この点について法的な基準はありません。制度の趣旨に鑑みると高度な水準を要求するのは現実的ではなく、通常はメンタルヘルスに関する一般的な知見に沿っていれば十分であると考えられます。
> もっとも、担当医として面接指導のプロセスの充実（確認事項についての問答の実施や事業者からの事前の情報収集等）に努めることも重要です。

　面接指導の結果、専門医療機関への受診勧奨が不要だと考えられる場合には、担当医は自信を持ってかかる判断を行うべきです。しかし、その後不調を来たした者との間で、同判断をめぐる紛争（遡って専門的知見からみると誤りがあった等の追及）に発展し得るのであれば、担当医は積極的な判断を控えることになるでしょう。

　そこで、受診勧奨の要否を判断するにあたってどこまでの精度を要するのか、その際に担当医に求められる注意義務の内容が問題になります。

1. 面接指導担当医に求められる注意義務

　面接指導担当医に求められる注意義務について、法令や「指針」、「実施マニュアル」に明示はなく、本設問に関する法的な基準は判然としていないというのが現状です。

　広く労働安全衛生法上の健康管理全体を見ると、産業保健活動に関わる医師の注意義務については一般臨床医の水準で判断すべきであり、たまたま専門性を有する医師が担当した場合でも同様であるとしたケースが存在します（下級審判決ではあるが、定期健康診断における肺がんの見落としを指摘されたレントゲン読影医の過失責任を否定した東京海上火災保険・海上ビル診療所事件（東京高判平成10年2月26日労働判例732号14頁）等）。

　これはなにも定期健康診断のみに限ったものではなく、ストレスチェック制度の趣旨に照らせば、面接指導の場面にも妥当するはずです。実際、法令には面接指導担当医の専門性について資格要件を定めたものはなく、「実施マニュアル」68ページは、「面接指導は精神疾患の診断や治療を行うものではありません」、「必ずしも精神科医や心療内科医が実施する必要はありません」として、高度な専門性や水準を前提としたものではないことを示唆しています。

　とはいえ、受診指導の際に精神科医や心療内科医のような専門性までは要しないとしても、

医学的な無知が許容されるわけではありません。「メンタルヘルスに関する知識や技術を持っておくことが望ましい」(「実施マニュアル」68ページ)とされていますし、メンタルヘルス対策を目的としたストレスチェック制度に関与する以上は、メンタルヘルスに関する一般的な知見を踏まえて対応する必要があります(この点は、産業医及び産業医資格を有する者のみならず、それ以外の者が面接指導を担当する場合にも妥当すると考えられます(Q58参照))。

通常はメンタルヘルスに関する一般的な知見に沿っていれば十分ですが、緊急性の高いケースへの対応は怠らないように注意する必要があります。専門医以外であっても判断が容易な場合、例えば、希死念慮を明確に訴え自傷他害の危険が明白な者に対し、その場で担当医自ら対処できないまでも、専門医への受診勧奨すら怠ってしまった場合には、担当医個人ないし事業者の過失責任が生じる可能性があります。

2. 面接指導のプロセスの充実

本設問では、面接指導担当医に求められる注意義務を考えるにあたり、受診勧奨の要否の判断を例に挙げました。保健指導や就業上の措置等の判断については、緊急性の高いケースの具体例を挙げることが困難ですが、いずれにせよ、すべてに共通して重要な点があります。

仮に訴訟で争われるに至った場合、面接指導のプロセスに不足があると認定されれば、その面接指導に基づいてなされた判断の正当性・妥当性にも疑いが向けられかねないという点です。この観点からも、面接指導担当医には、本書の内容を参考にしながら面接指導のプロセスの充実に努める必要性があると言えます。

すべての項目で質的な底上げを図るのが理想ですが、少なくとも、面接指導時に確認すべき事項をまったく聴取しない、あるいは事前の情報収集を怠る等によって、面接指導のプロセスに明白な不足が生じないようにすべきです。

(西園寺 直之)

I 面接指導のQ&A

Q58 面接対象者の個性や精神状態は様々であると考えられるため、面接指導における些細な行き違いや思い込みから「担当医の心ない対応で症状が悪化した」等と申告する者が出てくるのではないかと危惧しています。この場合、面接指導担当医の法的責任について何か基準はあるのでしょうか。

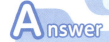

> **Point!**
> 法令等に法的責任についての基準は示されていませんが、対象者に対する一定の配慮は必要です。面接指導担当医の注意義務として、対象者の症状を悪化させるような言動は避けるべきであると考えられます。

　日ごろの産業医実務において様々な個性や精神状態の労働者に対応する中で、面談や相談対応に穏当な言動で臨んだつもりがトラブルになり、対応に困ったという経験がある産業医は少なくないようです。同様の事態はストレスチェック制度の面接指導においても十分想定されます。
　したがって、本設問のようなトラブルにおいて過失責任が生じ得るのかという問題は、面接指導担当医にとって非常に切実であると思われます。
　この点について、法令や「指針」、「実施マニュアル」には言及がありません。面接指導担当医に求められる注意義務の内容についてどう検討すべきでしょうか。

1. 産業医の言動に関する裁判例

　ストレスチェック制度の施行から間がないため、直接の裁判例は存在しませんが、状況が類似する例として、産業医面談の際の配慮を欠いた言動について産業医の過失を認めた大阪市K協会事件判決(大阪地判平成23年10月25日判例時報2138号81頁)が参考になります(詳細は後掲の表を参照)。
　同事案は、産業医が自律神経失調症と診断され休職中の労働者と面談をした際、「それは病気やない、それは甘えなんや」、「薬を飲まずに頑張れ」、「こんな状態が続いとったら生きとってもおもんないやろが」と言ったことで症状が悪化し復職時期が遅れたとして、労働者から損害賠償請求がなされたというものでした。
　裁判所は、このような場合に産業医には、「面談相手である原告の病状の概略を把握し、面談においてその病状を悪化させるような言動を差し控えるべき注意義務」が求められるが、そのためには「産業医として合理的に期待される一般的知見を踏まえ」ること、具体的には「メンタルヘルスにつき一通りの医学的知識を有すること」が期待されていると判示しました。
　その上で、「自律神経失調症の患者に面談する産業医としては、安易な激励や、圧迫的な言動、

患者を突き放して自助努力を促すような言動により、患者の病状を悪化することを知り、そのような言動を避けることが合理的に期待される」はずであるところ、本件の産業医の言動にはこの注意義務に反する過失があったと認定しています。

2. 面接指導担当医に求められる注意義務

上記裁判例は、産業医の初の敗訴事件として注目されました。事例判決としての側面は否めないものの、実務上の示唆を多く含んでいます。ストレスチェックにおいても「面接対象者の病状を悪化させる言動を差し控えるべき注意義務」があると考えるべきでしょう。

ストレスチェック制度の面接指導は、メンタルヘルス対策を目的とした制度の一部であるため、実施にあたってはメンタルヘルスに関する知見を踏まえた対応を必要としています(「実施マニュアル」(68ページ)は、受診指導を念頭に「メンタルヘルスに関する知識や技術を持っておくことが望ましい」としています)。面接指導は産業医以外でも担当することができるとしても、担当医に向けられる合理的な期待は産業医活動の場合と同様であると言えるでしょう。

通常であれば、メンタルヘルスについての一般的な知見(専門医以外でも容易に判断できる水準)から逸脱しないかぎり過失責任を生じることはないと言えます。当然ながら本設問のように些細な行き違いや思い込みの域を出ないケースに問題はありませんが、少なくとも、上記裁判例のような「こんな状態が続いとったら生きとってもおもんないやろが」等の明らかに配慮を欠く言動は避けなければなりません。

このような配慮を欠いた対応とならないためには、事前の情報収集等によって対象者の状況把握に努め、それによって臨機応変に対応を変えていくことが重要となります。

表　大阪市K協会事件(大阪地判平成23年10月25日判例時報2138号81頁)(下線は筆者)

事案	自律神経失調症で休職中であった労働者(原告)が、産業医(被告)との面談の際、「それは病気やない、それは甘えなんや」、「薬を飲まずに頑張れ」、「こんな状態が続いとったら生きとってもおもんないやろが」といった言葉をかけられたことにより、症状が悪化し復職時期が遅れたとして、不法行為に基づく損害賠償(休業損害と慰謝料)を請求したもの。
判旨	「面談に際し、主治医と同等の注意義務までは負わないものの、産業医として合理的に期待される一般的知見を踏まえて、面談相手である原告の病状の概略を把握し、面談においてその病状を悪化させるような言動を差し控えるべき注意義務を負っていたものといえる」 「産業医には、メンタルヘルスにつき一通りの医学的知識を有することが合理的に期待されるものというべきである」 「一般に、うつ病や、ストレスによる適応障害などとの関連性は容易に想起できるのであるから、自律神経失調症の患者に面談する産業医としては、安易な激励や、圧迫的な言動、患者を突き放して自助努力を促すような言動により、患者の病状を悪化することを知り、そのような言動を避けることが合理的に期待されるものと認められる」
結論	被告の言動に注意義務違反を認め、休業損害30万円(復職が遅れた約5か月分の一部として)及び慰謝料30万円の請求を認容した(控訴後、和解)。

(西園寺　直之)

6. 面接指導の実際

面接指導例 ① 　事　例：43歳、入社20年目の男性、営業職

ストレスチェックの結果の判定：高ストレス
- ストレスの要因に関する項目：48点
  心理的な仕事の負担(量)が多い、職場の対人関係でのストレスが高い、仕事のコントロール度が低い
- 心身のストレス反応に関する項目：85点
  イライラ感が高い、疲労感が高い、身体愁訴が多い、不安感がやや高い
- 周囲のサポートに関する項目：27点
  上司からのサポートが低い、同僚からのサポートが低い

相談者　営業部のAです。よろしくお願いします。

産業医　こんにちは。産業医の○○です。よろしくお願いします。さてAさんは、先日のストレスチェックの結果で、面接の申出をされたとうかがっています。今日は、今から20分の時間をお取りしています。今日の面接の結果は会社に報告することになっていますが、報告の内容については最後に話し合って決めますので、安心してお話しください。どんなことでも結構です。気になっていることから、お話しください。

はい。ええと…。何でも良いんですか？(はい)う〜ん、あの…、このあいだのストレスチェックを受けたら、高ストレスでお医者さんとの面談が必要という結果が出てしまって、自分ではストレスが高いと思っていなかったので、どこか問題でもあるのかな〜と思って、それからかえって調子が悪くなってしまったような気がするんですよ。

ああ、ストレスチェックの結果を見てそれまでは問題ないと思っていたのに、何か不安になってしまったんですね。

そうですね。あれって、余計に人を病気にさせるような制度じゃないかと(笑)。

そうですか。そんな感じを受けられたのですね。それは、こちらの説明不足で失礼いたしました。もともとストレスチェック制度は、身体の健診のように病気を見つけるためのものではなくて、年に1度のストレスチェックの機会を通して、その時の自分の状態を振り返り、ストレス状況についての気づきを促す、というのが目的なんですよ。

忙しい毎日では、なかなか自分の状態を振り返るということは忘れてしまいがちですしね。そういう意味で、Aさんの日頃の状況を振り返ってみていただきたいんですが、何か思い当たることは無いですか？

日頃の状況ですか。仕事では確かに、売上の目標は厳しいですし、取引先とのことで大変なこともあります。あとは、残業や休日出勤もそれなりにあって大変と言えば大変かもしれません。でも、それは普通のことですし、今までもずっと同じ状況で仕事をしてきたので、働く上では当然のことかと。

そうですか。今もこれまでも、いつもそんなふうに忙しく働いてこられたんですね。そしてそれは当然とも思っておられる。（はい）ところで、ストレスチェックの検査はいつごろ受けられましたか？

1か月半ぐらい前です。

その時期を思い出してみられると、どうだったでしょうか。

…あぁ！そう言えば、このストレスチェックを受ける前に、家族が事故で怪我をして入院しました。それで、心配もしましたし、仕事の合間に病院に行ったり、家事の分担も増えたりして、いろいろと大変でした。今はもう落ち着きましたけど。

そうでしたか。それは大変でしたね。じゃあ一つは、今回のストレスチェックの結果は、そのことの影響も大きいのかもしれませんね。（そうですね）
ところで、先ほど仕事のことについてお話しされていましたが、そのことについても少し詳しくお話ししていただけますか？ 取引先とのことで大変なこともあるとのことですが。

はい。私の担当は大きなチェーンストアで、取引先の担当の方は本社にいるので、基本的には本社に訪問して商談をすることが中心なんですけど、店舗が新規に開店する時やイベントがある時は現場にも出向くことが多くて、出張も少なくありません。でも、外に出かけるのは好きなので、出張はさほど負担ではないですが、取引先の担当の方が厳しい人で…。納品の遅れがあったりすると、かなりきつく叱られますし、何かトラブルがあると、すぐに電話がかかってきて呼び出されるので、休日も携帯電話を手放すことができないんです。

それは大変ですね。お休みの日でも気が休まらない。

ええ。でも、うちの会社の営業はみんなそんな感じですし、入社以来ずっとそうやって過ごしてきたので、それは当たり前とも思っています。ただ、いまの取引先は取引の額も大きいのでプレッシャーもありますし、とにかく担当の人が厳しくて…。

もともと営業の業務はそんなふうに緊張が高い仕事だけど、いまの担当の取引先だと取引額が大きかったり、担当の人が厳しかったりで、余計緊張していないといけないんですね。お休みの日などは、職場で当番制にしてトラブル対応をすることはできないんですか。

それは無理ですね。体調が悪くてどうしてもっていう時は、同僚や上司に急な対応をお願いすることはあるんですが、その取引先を担当していないと具体的なことが分からないので、結局、あとで自分が対処しないといけないんです。対応に時間がかかってしまうと取引先のご機嫌も悪くなるので。

そうですか。チームで対応できるような体制になっていると、お互いカバーできて、少し負担が減りそうな気がするんですが、現状ではご自身で対応しないと困ることも起こってくるんですね。また取引先の担当の方との関係も、緊張が高そうではありますが。

そうですね。正直、私にとってはそれが今一番の悩みです。

プライベートのことだけじゃなく、どうやら仕事面でも日常的にストレスを抱えておられるようですね。今回のストレスチェックの結果は、ご家族の怪我という突発的なことが起こった影響もあるのでしょうけど、今お話しされたような日常的な緊張も影響しているのではないでしょうか。またストレスによる影響は、身体症状として出ることもありますが、Aさんも、ストレスチェックの回答では肩こりや頭痛を感じることが多いようですね。

はい、肩こりはずっとです。ひどい時には頭も痛くなって、時々頭痛薬も使っています。

そうですか。ストレスによる緊張が肩の筋肉や側頭筋というこめかみあたりの筋肉を緊張させて、そのような症状が出ているのですね。このことについては、これまで何か対応をされたことがありますか？

いいえ。ただひどい時だけ薬を飲んで我慢しているだけです。

そうですか。このような緊張状態が続くと寝つきが悪くなったりするなど、睡眠に影響が出ることもありますが、Aさんは睡眠のほうはいかがですか？

そうですね。普段は大丈夫ですが、翌日プレゼンがある時などはなかなか寝つけないこともあります。

そうですか。やはりお聴きした限りでは、ストレスを和らげるような何らかの対応が必要なようですね。それには、自分で意識的に緊張を緩めることができるような方法を学んで実践することが良いように思います。どんなに丈夫で強いゴムでも張りっぱなしでは次第に伸びきってしまうように、私たちの身体も緊張が持続したままではいつしかダウンしてしまいます。Aさんの現在の状況では、緊張を緩める時間をもつことはなかなか難しいですよね。ですから特別な時間を取ることでなく、日常の中でほんの少しだけ緊張を緩めることをこまめに実践することが大切です。その最も簡単な方法としては、呼吸法があります。人は、呼吸をゆっくりと整えることで、身体の緊張が緩み精神的な緊張も同時に緩めることができるんです。例えば血圧を測る時に、深呼吸をしてもらうことがありますよね。あれも、深呼吸をすることで、身体の緊張とともに精神的な緊張を緩めて、本来の血圧を測定できるようにしているんです。

そうなんですか。そう言えば、取引先の会社に入る前には、大きく深呼吸してから入って行っていると思います。

そうですね。結構、人は緊張を自覚すると自然に深呼吸して、過剰な緊張を緩めようとすることも多いですよね。それを肩がこった時やひと仕事終えた時、また仕事の合間などに意識的に行って呼吸を整えることをしてみるとより効果的です。今、実際にしてみましょうか。軽く目を閉じて、ゆ～っくりと3回ほど深呼吸をしてみましょう。できるだけ吐く息を長めにと心がけると良いでしょう。

はい。（深呼吸をしてみる）ほんとですね、少し身体が緩んで肩の力もちょっと抜けたような気がします。

そうなんです。日常でのセルフケアのポイントは、緊張状態が持続しないように時々緊張を途切れさせていくことですから、今のようにほんの少し緩むだけでも効果的です。こういう深呼吸で感じられた反応をより効果的に得るには、自律訓練法や筋弛緩法な

どいくつかの方法を体験し、自分に合ったものを今のうちに身につけておかれるといいでしょう。また、人間関係についてもお困りのようですし、会社の非常勤カウンセラーに相談されてはいかがでしょうか。もちろん、カウンセリング・ルームでは、自律訓練法などのリラクゼーションのトレーニングも行っています。もし良ければ、予約をお入れしますが。

はい、ぜひ予約をお願いします。

ではそろそろ予定した時間ですが、今日はこの辺でよろしいでしょうか。

はい、大丈夫です。

それでは、最初にお伝えしたように、今日の面接の結果を会社に報告することになっているので、その内容の確認をさせてください。今日面接した結果では、日常的に仕事でのストレス要因がある上に個人的な要因が重なって高ストレスとなったものの、個人的なストレス要因は軽減しており、当面はご説明したリラクゼーションを実践することで経過をみることで良いと考えます。報告書には、「要保健指導」、これは今日のお話と予約されるカウンセラーからの指導になりますが、として、その上で、現状通り仕事をしていただいて構わないということで「通常勤務」という内容で報告書を会社に出そうと思いますが、それでよろしいでしょうか。

はい、それで構いません。

仕事の担当の仕方などによるストレス要因は、他の方の面談結果や、職場の皆さんのストレスチェックの結果を集計した集団分析の結果を踏まえて、Aさんの問題としてではなく総括的に産業医から会社に意見を伝えたいと思っています。
それでは、また何か気になることがある場合には、いつでもご相談ください。今回のようなストレスチェック後の面接以外にも、日常の健康相談で、産業医やカウンセラー、あるいは保健師も相談を受け付けています。

わかりました。ありがとうございました。

（竹田　透）

面接指導例 ②

事 例：38歳、入社16年目の男性、営業職

ストレスチェックの結果の判定：高ストレス
- ストレスの要因に関する項目：50点
  心理的な仕事の負担（量、質）、対人関係
- 心身のストレス反応に関する項目：81点
  イライラ感、疲労感、身体愁訴
- 周囲のサポートに関する項目：30点
  上司からのサポートが低い、同僚からのサポートが低い

相談者　営業部のAです。よろしくお願いします。

産業医　こんにちは。産業医の○○です。初めまして、よろしくお願いします。先日のストレスチェックの結果で、人事部に面接指導の申出をされたそうですが、その通りでしょうか？

そうです。

ご存知の通り、ストレスチェック後の対応としては、法令に基づく面接指導と、産業医が健康に関する相談に対応する一般相談があります。面接指導として対応すると、上司の方や人事部に面接結果の報告を行うことになります。一方、一般相談ですと上司や人事に相談内容を知られることはありません。当社の仕組みでは、今から一般相談として対応することもできますが、法令に基づく面接指導として対応するのでよろしいでしょうか？

面接指導結果の報告って、どのようなことを報告するのですか？

これからAさんの勤務の状況や症状などを詳しくお伺いして、Aさんの健康を守る上で、Aさんの働き方や働く環境に上司が配慮すべきまたは改善すべき状況があれば、それを上司に伝えることになります。例えば、残業時間や仕事の量や質、仕事の仕方などについて、産業医として上司に配慮を求めます。結果の報告内容は、最後にAさんと話し

合って決めます。

それでは面接指導でお願いします。

分かりました。まずは、仕事の内容からお聞かせください。

海外のメーカーに特殊なプラスチック原料を販売しています。私の担当は中国ですが顧客の規模が小さく、出張に出るといくつもの都市を回ってくることになります。

それは、大変ですね。出張の頻度や期間はどのくらいですか？

月2回で、1回はおおむね1週間程度です。

月の半分は出張ですね。最近急激に増えたのでしょうか？

以前から海外営業が主体で、いつも出張ですのでやや辛いですが、この程度は特別な負担ではありません。

残業や休日出勤はどうでしょうか？

土日は、極力仕事をしないようにしていますし、月の残業時間は、だいたい30時間～40時間程度です。

仕事は順調なのでしょうか？

元々の販売計画に無理があり、中国で在庫の山ができています。上司は、「商社を使ってうまくさばけ」みたいなことを言うのですが、特殊な製品なので、顧客のニーズを聞いて、技術的な支援をしないと売れません。上司もある程度分かっているとは思うのですが、上司は上司で忙しく、営業人員も足りません。

それは大変ですね。今何か気になる症状はありますか？

気になっているのは、「疲労感がなかなか抜けない」ことです。中国での営業ですので、飲酒も多く身体が疲れます。また、中国国内の移動が自動車になるので、腰痛にも悩まされています。

精神的な症状、例えば、気分が落ち込むとか、イライラして仕事が手につかないとか、眠れないとかはどうでしょうか？

以前に比べて、イライラしやすくなって家内に当たる回数が増えているかもしれません。睡眠は5〜6時間程度眠れています。寝つきはいいのですが、以前に比べて睡眠が浅くなって早朝に目が覚めることがあります。今の仕事は嫌いではないしチャレンジのし甲斐はあるので、仕事が手につかないようなことはありません。

何時ごろ寝て、何時ごろ起きるんですか？

0:00に就寝して、5:30〜6:00に起床しています。このパターンはほとんど変わりません。

土日などの休日は何をして過ごしますか？

本の立読み好きなので、本屋でマンガや雑誌の立読みを良くしています。あとは、車も好きで、子供の塾の送り迎えや洗車をすることが多いです。うちの習慣で、土曜日は家族で外食に行くことにしています。

中々充実した週末ですね。食欲はどうですか？

あります。あるというより、ストレスを食欲で発散しているというほうが適切かもしれませんが…。

ストレスチェックの結果を見ると、仕事からストレスを感じており、業務の負担感が強く、上司の支援や同僚の支援の点数が低くなっていますが、職場の状況は、どのよ

I 面接指導のQ&A

うになっていますか？

後輩の女性と上司の課長のコミュニケーションが悪く、私に仕事が回ってきてしまう。後輩の女性は空気が読めないし、不用意な発言で上司を怒らせてしまっている。上司は、先ほど言ったように、忙しくて、私の相談にあまり乗ってくれないし、ここらへんがストレスの原因です。さらに、半年前に中途採用で部長が来ました。同業種からのトラバーユ、ある意味引き抜きで来た部長なのですが、国際経験が豊富らしく会議をすべて英語ですると言い出して、部長が出席する会議は資料も会話もすべて英語になりました。結局、英語の会議では十分意思疎通ができないので、議事録は英語と日本語表記で、詳細な打ち合わせは別途するんですよ。明らかに間違っていると思います。もう、忙しい上に英語の資料を作って英語で話せですよ…。

部長の上に本部長がいらっしゃいますが、この件で話をされたことはありますか？ 本部長は比較的よく話を聞いてくれる方だと思うのですが。

課長や部長を飛び越して、本部長に話せるわけがないでしょう。課長が言うならまだ分かりますが。

同じ部のほかの課の皆さんとは話をしますか？

私の昔からの知り合いがたくさんいますが、さすがに英語での会議には、みんな明確に苦痛に感じているようです。

状況は良く分かりました。それは、明らかに改善する必要がありますね。ほかに気になっていることはありませんか？

本心が喋れて少しすっきりした感じです。しかし、何か解決策はありますか？

まず、面接指導結果の報告ですが、Aさんは仕事の仕方や環境から大きなストレスを受けておられますが、すぐに治療が必要なほどの症状はないと思います。ストレスは続くでしょうから、上司への報告書には「通常勤務可能。ただし、業務軽減等について一度話し合ってください」と記載します。
また、経過観察のため、「1か月後産業医面接が必要」としておきます。

それは、分かりました。私も病院にかかるほどではないと思います。でも、それでは、私にがまんしろと言っているのと変わりがないじゃないですか。

ストレスチェック制度では、皆さんの状況を知る以外に、職場の分析（集団分析）もしています。今の状況から推測すると、Aさんの課や部の分析結果はかなり悪く出ると思います。特に、上司の支援と仕事の量的負担感でストレスが高い職場になるでしょう。私たちは、課長や部長に集団分析結果を説明しますので、ストレスチェックの自由記述欄に「英語での会議は大きな負担になるので、やめてほしいとの意見が寄せられている」ことを伝え、職場の環境改善について検討していただくように依頼します。このような対応でいかがでしょうか？

私からだけの話ではなく、職場の分析結果として話していただけるならありがたいです。それでお願いします。

Aさんは、仕事に前向きに取り組んでおられ、休日の気分転換などをうまく使われていると思います。休日やご家族との時間を大切にしてください。また、やや体重が増加してきているので、休日の散歩なども検討してみてはどうでしょうか。
1か月後にまた状況をお伺いさせてください。それまでに、何か気になる症状が出たり、症状が悪化するようであれば、いつでも連絡してください。

今日は、時間を取って話を聞いていただいてありがとうございました。1か月後もよろしくお願いいたします。

（土肥　誠太郎）

面接指導例 ③

事　例：43歳、入社20年目の男性、エンジニア、家族は妻、子供2人

背　景：嘱託産業医（月に2回出務）。会社には健康管理室があり、看護職が常勤している。9月初旬にストレスチェックを実施、10月初旬に心療内科を受診、10月中旬に高ストレス者の面接指導を行う。

ストレスチェックの結果の判定：高ストレス
- ストレスの原因と考えられる因子；働き甲斐、仕事の適性度、心理的な仕事の負担（量、質）
- ストレスによって起こる心身の反応；活気の低下、イライラ感・ゆううつ感・疲労感の増加
- ストレス反応に影響を与える他の因子；上司からのサポート、同僚からのサポートが低く、家族や友人からのサポートは高い

面接申出理由：「仕事量が多くどうしていいか分からないので、面接指導にて相談したい」とのことであった。

相談者　こんにちは。Aです。よろしくお願いします。

産業医　こんにちは。初めまして。産業医の〇〇です。
Aさんについて確認させていただきますね。年齢は43歳で現在は開発第2グループに所属され、今年7月にマネージャー職に昇格され、現在は前任を引き継いでかなり大きなプロジェクトを担当しているのですね。それとご家族は奥さんと子供さんが2人おられて、同居されているのですね。間違いないですか？

はい、間違いないです。

では早速ですが、今回、ストレスチェックの結果通知を見て面接指導を申し出られたということですが、私は月に2回こちらに定期的に来社して健康診断や過重労働面談も担当していますが、以前はお会いしたことはないですね。
ストレスチェック制度のことはすでにご存じとは思いますが、確認させていただきますね。今回面接を申し出られたので、私のほうには会社から事前にAさんの職位や勤怠状況、残業時間や過去の健康診断の結果、それから今回のストレスチェックの結果をいただいておりますので、その確認からしていきたいと思います。
今は開発第2グループに所属されておられ、今年7月にマネージャーに昇格され、その同時期にプロジェクトの担当になっていますね。残業時間もかなり増えてきて7月は

90時間、8月は82時間、9月も88時間ですか？ この3か月はずっと月に80時間以上の残業をされているのですか？ まず健康診断の結果ですが、これは軽い高脂血症がありますが、自宅近くの内科で治療をされているのですね。また過去に大きな病気もされていませんね。ところで、今回のストレスチェックの結果は高ストレス者に入っていますね。いくつかの指標が高くなっていますが、職場のほうはどのような状況ですか？ まずはこれまでの経緯を教えていただけますか？

はい。実は昇格してすぐにプロジェクトを前任のB課長より引き継いだのですが、かなり規模の大きいプロジェクトにもかかわらず、担当者のエンジニアがウチの社員ではなく請け負い会社の社員が大半なので、まとめるのに大変でした。また明らかにスタッフも足らない状況で、しかも納期が本年度末になっており、引き継いだ時からタイムスケジュール的に間に合わないのではないか、と危惧しておりました。実際に作業の進捗状況が明らかになるにつれて、現場もぎりぎりで対応しているので、私も管理職業務ばかりでなく現場の作業もこなさないと回らない状況でした。なので遅くまでプロジェクトの割り振りと進行状況を確認していると、毎晩11時近くになっていました。8月までは必死にこなしていたのですが、9月頃から朝に体が重く、疲労感が取れず、気分の落ち込みも強くなりました。日中も疲れのためか、ボーッとして仕事に集中できないことが多くなりました。しかし帰宅しても仕事のことが頭から離れず、寝てもまた3時か4時には目が覚めて眠れない状態になりました。それで家内が心配して、心療内科に予約を取ってくれて先週受診をしたところです。

ということは、すでに心療内科にかかっているのですね？

はい、最初は抵抗があったのですが、家内が私の様子がおかしいのと、ストレスチェックの結果をみて、やはり心療内科を受診したほうがいいというので嫌々ですが受診しました。

異動したとたんに困難なプロジェクトの担当で、かなり大変でしたね。ところで上司の部長であるCさんには、残業のことや仕事の負担のことを相談したのですか？ C部長からサポートはなかったのですか？（手元にあるストレスチェック結果の、仕事の負荷の大きさと上司からの支援が少ないことを確認しながら）

ええ、確か8月の初め頃に、大きなプロジェクトで私一人での担当はあまりに負担が大きいので、相談はしたのですが、その時は「何とかするから、もう少し待ってくれ」と言われ、結局そのままになっています。実際、C部長も出張が多く、あまり本社におら

れません。部長も別件でトラブって納期を過ぎているプロジェクトがあってそちらに注力しており、誰かに仕事を振ろうにも他の者も残業が続いており、手一杯と思います。結局今まで何も対応してもらえませんでした。

なるほど、組織的な問題なのですね。(ストレス結果の生データを見ながら)確認ですが、ストレスチェックの実施は9月初旬ですが、その後現在まで同じ状況が続いているのですか？ つまりストレスによって今も活気が低下してイライラ感、ゆううつ感、疲労感が増加したままでしょうか？ この結果と今も同じですか？

いいえ、イライラは減ってきてはいますが、むしろ疲労感とゆううつ感は高まっていて、やる気が出てこない状態です。

ストレスチェックの時より状態が悪くなっているのですね。主治医の先生はなんと言われているのですか？

初めて受診した時にストレスチェックの結果もみてもらって、仕事の状況も詳しく話をして相談をしました。先生からはうつ状態が強いので、今の状態が続くのだったら、もう一度上司に相談するか、場合によっては仕事を休んだほうがいいと言われました。ですが、今自分が休んでしまうと、他のメンバーに負担もかかるし、上司も対応に限界があると思うのでなんと言っていいか分からなかったので、「今の状況では休むことができません」と話して面接指導が今日あることを伝えたら、「産業医の先生に今の状況を伝えて、相談してみてください」と言われました。

薬は服用しているのですか？

はい、夜中に目が覚めるしつらいので、睡眠薬をもらいました。

仕事上、車を使うこともあるのですね。運転については何か言われていましたか？

薬の成分上は大丈夫だろう、と言われていましたが、最終的には今日の面接指導で会社の産業医に相談してください、と言われました。

主治医の先生は、今日の面接指導のことを想定して助言してくださっているのですね。

 はい。場合によっては、診断書はいつでも書けると言われました。ただ、主治医が職場の状況や仕事の内容等を把握するには限界があるので、私の同意があれば産業医の先生と連携も取ることもできる、と言われています。また、今日の結果を次回の受診の時に知らせてほしいと言われました。

 それでは、今後は主治医の先生と連携も取れますね。状況が良くわかりました。それでは、今日の時点での産業医の立場でできることをまず行っていきたいと思います。現場の状況について私にも把握できないことが多いのですが、Aさんにとってはマネージャー職になったことよりも、今回のプロジェクトの負担が一番大きいのでしょうか？つまり、どうすればAさんの負担が楽になりますか？

 おっしゃるとおり、マネージャー職の負担より、このプロジェクトの負担が大きいです。その対応のことを考えただけでも胸が苦しくなりますし、夜寝ていてもそのことが頭から離れません。ですが、現状として誰かがヘルプで入っても調整が困難で、私の負担が軽くなりそうにありません。会社にとってかなり金額の大きいプロジェクトですし、失敗すると経営的にも大きな影響が出ると思います。

 それではこの状況について、誰に相談したら現場の問題を整理できますか？

 やはりC部長でしょうか？ しかしC部長は出張が多く、すぐに相談できそうもないです。複数のプロジェクトを担当しておられ、もう一つ切迫したプロジェクトがあり、かなり多忙です。以前にも相談しましたが、そのままになっています。

 ですが、Aさんはプロジェクトから離れたら、精神的負担は軽くなりますか？

 もちろん、それが一番の望みですが、可能でしょうか？

 現時点ではプロジェクトから離れることが医学的に適切と思いますし、とりあえず、もう一度C部長に相談してみましょう。今すぐに連絡が取れないと思いますので、この面接指導の後で私から今回の就業制限の結果を連絡しますね。

よろしくお願いします。プロジェクトの担当から外れたら、確かに楽になると思います。

まず意見書ですが、(指し示しながら)このような意見書を書くことになっています。主治医からは状況が変わらないようであれば休務したほうがいいという意見でしたが、プロジェクトを離れれば休まず仕事は続けられそうですか？

それならなんとか大丈夫かと思います。

では、労働時間に関しては当面は残業を禁止します。また、労働時間以外の項目についてはプロジェクトの担当を外したほうが望ましい、と意見を記載しておきます。
逆にそれが不可能であれば、おそらく医学的に休務せざるを得ないと思いますので、そのことを面接指導後に電話で部長あるいは人事に私から意見を申し上げますね。それと運転に関しては現時点では睡眠が十分に取れていない状態なので、事故の危険がありますので禁止とします。このような対応をとっていきますが、よろしいですか？なにか会社側に伝えて欲しくないことがあれば教えてください。

大丈夫です。今回の先生の対応でずいぶん楽になるのと思いますので、よろしくお願いします。

ところで、次回の心療内科の受診はいつですか？

明日受診します。

であれば今日の結果をお伝えしていただき、もう一度休務が必要か、主治医に聞いてきてください。明日の受診時点で、やはり休務が必要と判断されるのであれば、どのくらい休務期間が必要かを先生に診断書を書いてもらってください。それと今後のことですが、Aさんが同意されれば、健康管理室に看護職のDさんが常駐でいるので、Dさんに窓口をお願いします。早めに対応が必要な時は、主治医の先生からDさんに電話をしていただくことも可能です。私が出務していない時、緊急時にはDさんから連絡が入り情報共有できる体制にしておきましょう。
それと奥さんにも今回の面接指導の内容をお伝えしていただき、それでも家族から見て心配であれば、次回再来週に私が来社しますので、その時にご一緒してもらえれば

もう一度状況をご説明します。ですが、次回来社するまでに状態が悪化するようであれば、すぐに主治医を受診してください。そしてその結果を、看護職のDさんにも伝えてください。

了解しました。看護職のDさんに窓口をお願いしていただければ、と思います。

それと、次回再来週は通常の保健相談の枠で面談をしますので、主治医の先生のご意見をまた聞かせてください。よろしくお願いいたします。

今回の面接でずいぶん気持ちが楽になりました。ありがとうございました。何かあればまた連絡しますので、次回もよろしくお願いいたします。

【事後】

　面接指導の後、C部長にその結果を報告して、プロジェクトからAさんを外して、別の担当者を当てることを決定した。面接指導の次の日にAさんが心療内科を受診し、主治医に面接指導の報告をして、プロジェクトの担当から外れるなら休務をせずに就労が可能だろうという意見をいただいた。その診察の結果をAさんが看護職Dに連絡した。次回面談まではAさんはプロジェクトの引継ぎをしながら、体調が戻るまでは自動車運転業務のない内勤業務を続けてもらうことになった。

　面接指導の意見書には「職場の環境改善に関する意見」として、「人員不足から過重労働になる傾向が強く、人員の増加の対応をとること、ラインケア体制の更なる強化を求める」旨を書いた。

（鍵本　伸明）

I 面接指導のQ&A

面接指導例 ④ ストレスチェックの面接指導ではなく、通常の保健相談対応

※面接指導例③に続く形の保健相談。相談者の奥さん、上司のC部長、看護職のDさんにも集まってもらいました。

相談者 こんにちは。先々週面接していただいたAです。今日は家内も一緒に来ました。

産業医 初めまして。産業医の○○です。

看護職 はじめまして看護職のDです。

相談者の上司（以下、C部長） 上司のCです。

相談者の妻（以下、妻） はじめまして。Aの家内です。本日はよろしくお願いいたします。

早速ですが、今までの経緯の確認ですが、先々週の面接指導の後にC部長に連絡してプロジェクトから外してもらい、今は内勤中心で働いておられると思いますが、その後はいかがですか？ 面接指導の内容も主治医にお伝えしていただいたと思いますが、まず主治医の先生からはなんと言われていますか？

「産業医の先生の面接指導によって、すぐに職場で対応してもらってよかったですね。なんとか休務せずにいけそうですね」と言われました。私も面接指導で話しを聞いていただき、職場の状況を分かっていただきすぐに対処してもらってからは、気持ちがすごく楽になりました。夜もよく眠れるようになり、睡眠薬も服用しない日が多くなり、最近は服用していません。

それはよかった。だいぶお元気な状態に戻っていますか？

相談者: はい、早く帰れるので食事もよく摂れて、よく眠れるようにもなっています。しかし一方で、引継ぎをしてプロジェクトから外れて楽にはなっていますが、他のメンバーには申し訳ないです。

C部長: それは気にしなくても大丈夫です。今回はマネージャー職に昇格してすぐに大きなプロジェクトを担当してもらっていましたが、納期が迫っていたし、Aさんにとってもかなり大きなプロジェクトであり、負担をかけて申し訳なかったと思います。また確か8月頃に相談も受けていたのですが、それ以降はプロジェクトを何とかこなせていたように見え、遅刻や休務することもなかったこと、また、たまたま私の出張が多く重なりまして、顔を合わせることも少なかったのでそのままになってしまいました。産業医の〇〇先生からの連絡をうけるまでは、ここまでAさんに負担がかかっているとは気づかず、申し訳なかったと思います。

産業医: 今回は奥様のほうから心療内科の受診と、ストレスチェックの面接指導を勧めていただいたようですが、その時はご家族からみてどのような状態だったのですか？

妻: そうですね。当時は帰宅も遅かったのですが、帰ってからもずっと仕事のことを考えているようで、ボーッとしていることがよくありました。食事もあまりとらず、やつれてきていました。一番心配したのは、疲れているはずなのに何度も夜中にトイレに行って、ぐっすり眠れていないようでした。主人は「俺はメンタルなんかの病気にはならない、疲れているだけだ」と受診を嫌がっていたのですが、実際心療内科を受診する前の日はほとんど眠っていないようでしたので、本人も限界を感じて受診してくれたのだと思います。

心療内科の先生に相談したら、状態がよくないので、休務も勧められたようですが、本人が昇格したばかりで評価にも影響するので、何とか休まず、仕事を続けたいと言ったそうです。先生は「仕事が大きな要因なので、職場で相談して状況が変わらないようであれば休務したほうがいいですよ」と助言してくださいました。私も仕事のことが原因と思いましたので、それでは産業医の先生の面接指導の時に状況を話して、何らかの対応をしていただければと期待していた次第です。

結果的に今回の面接指導で主人の状況を良くわかっていただいて、すぐに上司のC部長にも連絡を取って対応していただき、主人もかなり安心したようで、その後はゆっくり眠れるようにもなっております。今回部長にもお会いして会社の状況や、主人のことを見守っていただいていたこともわかり、安心しました。それまでは家族から見ても、主人の状態が悪くなっていたので、心療内科の診察の時に一緒に行って休職するように説得をしようと思っていたのですが、今は大丈夫だと思います。

看護職: 奥様もかなり心配されていたんですよね。ふつう男性社員の方はなかなか受診されませんし、休みたがりませんが、ご家族からみて心配であれば私が健康管理室におりますので、緊急時はいつでも連絡をいただければ、先生と相談しながら対応しますよ。今回顔合わせもできましたので、何かあればおっしゃってください。Aさん、個人情報保護のこともありますので念のため、今後は奥様とも場合によっては連絡を取らせていただきますが、よろしいですか？

相談者: はい、今回のようなことがないように自分から相談できるようにしますので大丈夫とは思いますが…。

産業医: そうですね。一番いいのはご自身から発信していただき、早めにストレスがコントロールできて悪くならなければいいので、自発的な相談を心がけてくださいね。仕事上のことで何か困ったら、ぜひC部長にまた相談してください。

C部長: 今後は、何か困ったことがあればメールでも携帯でも連絡してください。必ず対応するようにします。

産業医: （Aさんと妻のほうを見て）ところで、今回のように症状が悪化しないようにしなければなりませんが、再発をしないために、現時点で今の就業制限をもう暫くかけていきますが、よろしいですか？

相談者: はい、就業制限は今のままでいいかと思いますが、元気になってきたので少しずつ残業もできるのではないか、と思っています。

産業医: 私はまだしないほうがいいと思いますが、C部長から見て、職場的にAさんの残業を必要としていますか？

C部長: 今は内勤で、しっかりと体調管理をしてもらうことが一番大事と考えます。もちろんAさんに残業しもらわなくてもいいように、環境調整をしております。

産業医: Aさん、焦らなくても体調がよくなれば、定年までいくらでも働けますよ。今はC部長がおっしゃるように、じっくりと体調管理に心掛けてください。
奥様のほうで他に何かご心配はないですか？

妻: お話ししようかどうしようか迷ったのですが、今回ストレスチェックの面接指導を私からの勧め、申し出たのですが、そのためにマネージャー職を外されることはあるの

でしょうか？

人事的な問題なので私がコメントする立場ではないですが、個人的にはそのようなことは無いと思います。今回はいろいろなことが重なって体調を崩されたのだと理解していますので、しばらくすると体調はよくなるはずと思っております。ですから、状態がよくなってからはもちろん引き続きマネージャー職を続けられると思いますが、そのあたりC部長、いかがですか？

今回の件は色々と重なってAさんが体調不良になったのだと思いますので、しばらくは、就業制限がとれるまではしっかり体調管理に留意してもらい、お元気なられたなら、マネージャー職として本来の業務に戻ってもらえれば、と思います。

安心しました。これからもよろしくお願いいたします。

ということで、後はよろしいでしょうか？

はい、大丈夫です。

C部長からは何かありますか？

現時点で特にありません。

Aさんは何か心配な点とか、職場で他に配慮して欲しいこととかありますか？

いえ、現時点でだいぶ配慮していただいているので大丈夫です。よろしくお願いいたします。

皆さん、よろしいですか？ それでは次回また2週後に面談をしますので、その時に主治医からの助言をまた教えてください。また、次回受診の時に今日の面談の内容を主治医にお伝えください。面談までの間に何かありましたら、看護職Dさんが窓口にな

りますので、Dさんに連絡を取ってください。

(全員に)それではお疲れ様でした。

【 ポイント 】
○ 本人を通じて職場と主治医とが情報交換し、うまく連携していく。
○ 主治医の意見を尊重しながら、主治医が対応できない職場でしかできない内部の連携を産業医の立場で調整し、医学的管理をしながら休務に至らないように継続就労してもらう。
○ 職場や上司に対しての、本人や家族の不満・誤解等を実際の面談に参加してもらい、話し合いの中で解いていくことを通じ、労災訴訟などのトラブルを未然に防ぐ。
○ 医学的に本人に自己管理を促すが、以後何か事例が発生した時は常勤である看護職(や産業保健担当者)を窓口にするなど、嘱託産業医がいない時を含めた連携体制を構築し、緊急時にも対応ができるようにリスクを管理していく。

(鍵本 伸明)

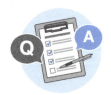

II

知っておきたい基本知識

II 知っておきたい基本知識

1 職業性ストレスとストレス関連疾患

はじめに

　メンタルヘルス不調は特定の人に起こるのでしょうか？ それは違います。ストレス脆弱性モデル[1]によれば、精神障害は誰にでも発症する可能性がある、すなわち、人は精神障害を発症する素質を多かれ少なかれ有しており、その個人の限界値を超えるストレスを受けた場合に精神障害を発症するとされています。発症に関連する個人の素因を変えることは困難ですが、ストレスを減らすことにより精神障害の発症や増悪を防ぐことはできます。この考え方は、精神障害だけではなく身体的疾患にも当てはまります。

1 ストレスに関連する様々な病気

　ストレスに関連して、うつ病、適応障害、不安症、アルコール等物質関連障害などの精神障害はよく認められますが、統合失調症や双極性障害などもストレス関連疾患として挙げられます。統合失調症などの内因性精神障害については、ストレスがその直接原因であるというよりも、ストレスがきっかけとなりその発症や症状の悪化を認めるため、広い意味ではこれら精神疾患もストレス関連疾患と言えるのです。身体症状に関連する精神障害としては身体症状症があり、精神科の診断基準であるDSM-5[2]では表1に示すように定義されています。これは、頭痛や手足のしびれなどの身体症状はあるが検査しても何も異常がない（機能的にも器質的にも異常がない）、しかしそれにとらわれて生活に支障を来たしている場合などです。

表1　身体症状症の診断基準概略[2]

A. 1つまたはそれ以上の、苦痛を伴う、または日常生活に意味のある混乱を引き起こす身体症状
B. 身体症状、またはそれに伴う健康への懸念に関連した過度な思考、感情、または行動で、以下のうち少なくとも1つによって顕在化する。 　(1) 自分の症状の深刻さについての不釣り合いかつ持続する思考 　(2) 健康または症状についての持続する強い不安 　(3) これらの症状または健康への懸念に費やされる過度の時間と労力
C. 身体症状はどれ1つとして持続的に存在していないかもしれないが、症状のある状態は持続している（典型的には6か月以上）。

身体疾患もストレス関連疾患として生じます。上司と部下に挟まれて胃潰瘍ができた、下痢になった、などのように明らかな症状、すなわち具体的な器質的変化や機能的変化を認める場合があります。これらストレスと関連する身体疾患は心身症とよばれ、表2のように定義されています。これによると、心身症は精神障害ではなく身体疾患の診断が確定していることが必要になり、表3のように様々な身体疾患が生じるとされています。これら疾患は主に(心療)内科等の身体科が治療を担当することになります。

表2　心身症の定義[3]

「心身症とは身体疾患の中で、その発症や経過に心理社会的因子が密接に関与し、器質的ないし機能的障害が認められる病態をいう。ただし神経症やうつ病など、他の精神障害に伴う身体症状は除外する」

表3　様々なストレス関連疾患の例

神経系	片頭痛、筋収縮性頭痛
循環器系	狭心症、心筋梗塞、本態性高血圧、不整脈
呼吸器系	気管支喘息、過換気症候群
口腔・消化器系	口内炎、消化性潰瘍、過敏性腸症候群
内分泌・代謝系	肥満症、糖尿病、甲状腺機能亢進症
眼科・耳鼻咽喉科領域	原発性緑内障、咽喉頭異物感症
骨・筋肉系	関節リウマチ、痙性斜頸、腰痛
皮膚系	神経性皮膚炎、円形脱毛症、蕁麻疹
泌尿器系	インポテンス、神経性頻尿
産婦人科領域	月経困難症、無月経

文献[3]を一部改変

2　職業性ストレス理論

われわれをとりまくストレスには多種多様なものがあり、それがこころや身体の病気と関連します。まず職業性ストレス理論についてみてみると、KarasekらはJob Demand-Control Model(仕事要求度－コントロールモデル)を提唱し[4]、職業性ストレスは、職業上の労務負荷や責任、及び自由度や裁量権の2次元モデルで判断し得るとしました。その後「周囲からの支援」を加えた3次元モデル(Job Demand-Control-Support Model, 仕事要求度－コントロール－社会的支援モデル)へと発展させました[5]。これは仕事量が多いほど、自分の思い通りのペースで仕事ができないほど、周囲の支援が得られないほど、ストレスは多く、その逆ほどストレスは少ないとされており、それらが同時に重複すると職業性ストレスはより大きくなるとされて

います。図1のように立方体にあてはめて表現されることも多くみられます。

図1　仕事の要求度－コントロール－社会的支援モデル (Job Demand-Control-Support Model)

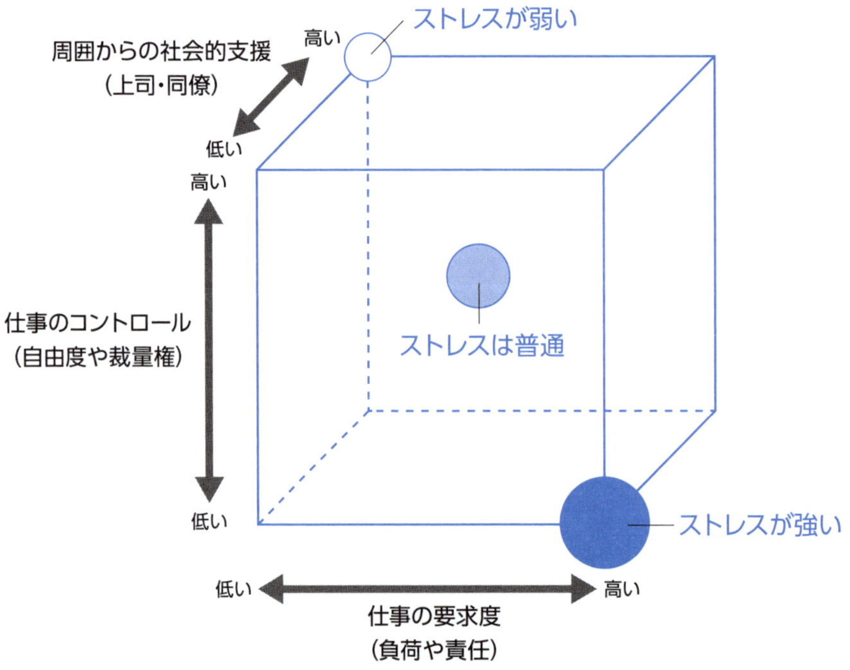

　仕事に関する努力と報酬の関係で職業性ストレスを考える理論もあります。Siegrist[6]は仕事での「努力」と「報酬」が職業性ストレスに関連するとしました。このモデルは努力-報酬不均衡モデル(Effort-Reward-Imbalance model: ERI model)と呼ばれています。「努力」は状況特異的な要因であり、測定する項目として仕事の要求度、責任の重さ、負担の重さが挙げられています。「報酬」は労働者が仕事から得られるものもしくは期待されるものとされており、測定する項目として経済的な報酬、心理的な報酬(自己評価:セルフ・エスティーム)及びキャリアに関する報酬(仕事の安定性や昇進など)が挙げられています。このモデルでは努力と報酬がつりあわない状況、すなわち高努力/低報酬状態がストレスの高い状態とされています。またこのモデルは、仕事面だけではなく、仕事に没頭する個人行動様式を危険な要因と考えています。この行動様式は「オーバーコミットメント」と呼ばれ、仕事で認められたいという強い願望と関連するとされ、努力-報酬不均衡状態を修飾するものとしても捉えられています。このモデルは、仕事要求度-コントロールモデルと相反するのではなく補い合うものとされています。また、ストレスの強さには職業性ストレスと個人要因の複合的理解が必要としており、職業性ストレス対策として、職場環境への対応に加え個人へのアプローチも重要としています。

　米国 国立労働安全衛生研究所(National Institute for Occupational Safety and Health：以下NIOSH)の研究では、職業性ストレスはそれらのみではなく、他にも職場外の要因、個人要因、緩衝要因などが深く関与しており、それらを組み入れた職業性ストレスモデルが提唱

されています。疾病と職業性ストレスの関連についてNIOSHの作成した図[1]を示します(図2)。このモデルでは、ストレス関連疾患及びその前段階と考えられるストレス反応には職場要因、職場外要因、個人要因、緩衝要因等様々な因子が関連するとしています。これらの評価のためにNIOSHにより開発された自己記入式職業性ストレス調査票(the Generic Job Stress Questionnaire: GJSQ)の日本語版も作成され、原谷らによってその信頼性及び妥当性が検証されています[7]。

ここまでいくつかの代表的な職業性ストレス理論を示しましたが、すべての労働環境に適合するストレスモデルの作成は困難であり、これらの理論を念頭に置きながら各職場に応じたストレスモデルを考え、その対応策を考えていく必要があります。

図2 職業性ストレスモデル

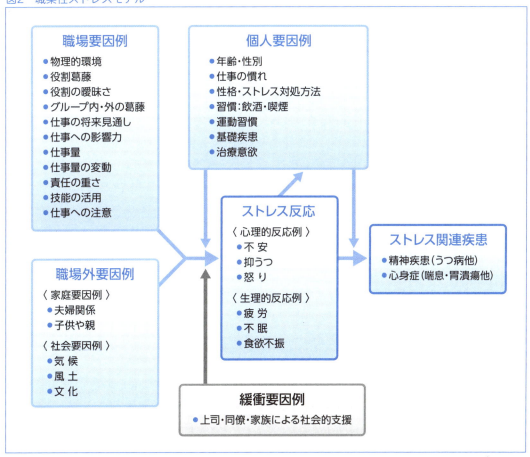

NIOSH職業性ストレスモデル[4]を一部改変

3 職場以外の様々なストレス

仕事に直接関連したもの以外にも、われわれの周囲にはストレスがあふれています。同じ職場で同じ職業性ストレスが存在していても、それを受ける労働者が入社直後の社員か管理職か

など、年齢や立場で感じる強度は異なります。また、元来の性格が楽観主義者か悲観主義者かなど、性格傾向によってもストレスの感じ方は異なります。職場以外で家族の世話や地域の役員をしているなどのストレスがあるのかなど、個人をとりまく環境要因によっても職業性ストレスの感じ方は異なるでしょう。われわれを取りまくストレスとして本当に様々な要因を検討する必要がありますが、ここでは年齢によるもの、性格傾向、そして周囲環境の状況について考えます。

　まず労働者の年齢によるストレスとして、入社以降早期は、自由な学生時代から社会常識に合わせて行動する時代に入ることによる精神的苦痛、大人になれない自分への悩み、自分の選んだ職種が本当に正しかったかどうかなどの悩みなどから、永遠の子供のように振る舞う「ピーターパン症候群」や、落ち込んだり早期に職場を離脱する「五月病」があります。それでも仕事を継続していくと30〜40歳代では、せっかく仕事をするのであれば人より出世したい、認められたいという気持ちから「燃え尽き」てしまったり、女性として労働者、妻、母親、娘など複数の役割を完璧にこなそうとして燃え尽きる「スーパーウーマン症候群」、外の要因（職場外の人など）が現状をより良く変えてくれることを待ち焦がれる「シンデレラコンプレックス」などがあります。また40〜50歳代で昇進した場合、新たな立場にふさわしい働きをしようとしてもすぐにはできない自分に自信を無くすような「昇進うつ病」、自己の能力が高いために昇進したものの後輩の指導は得意ではなく期待をかけてくる上司と思い通りに動いてくれない後輩の間に挟まる「サンドウィッチ症候群」、60歳以上で定年した場合、仕事一筋であったがためにその後の人生をどのように過ごしていいのかわからず悩むような「空の巣症候群」など、様々な年齢や立場によるストレスを理解する必要があります。

　性格傾向とストレスの関係で有名なものには、A型行動パターン[8]があります。A型行動パターンとは、性格的には競争的、攻撃的、野心的で、行動的には機敏で常に多くの仕事をしているような猛烈型社員のことをいいます（表4）。こうした人はそうではない社員にくらべて循環器系障害の発症率が高いとされています。この性格傾向を「悪い性格」と言っているのではありません。逆に、このような性格傾向の人のほうが出世しやすいとも考えられます。しかし、循環器系の病気に関連しているのも事実です。性格傾向については、あまりに極端であれば心身に不調を来たす可能性があることを理解しておく必要があります。

　周囲環境からのストレスに関する考え方として、1960年代にHolmesらが行った研究があります[9]。これは、多くの人に依頼し日常生活の様々なストレスに点数をつけ、一番ストレスの高かった「配偶者との死別」を100点、「結婚」を50点として並べたもので（表5）、日本でも同様の傾向があることが示されています。社会的再適応評価尺度（Social Readjustment Rating Scale ; SRRS）として示されており、1年間に体験した生活上の変化の合計点が高いほど翌年深刻な健康障害のおきる確率が上がるとしています（200点なら50％、300点以上なら80％以上など）。この表を見ると、50点以上の強いストレスには仕事要因よりも個人要因が多く並んでおり、職業性ストレスを考える時に個人要因を十分に検討する必要があることが理解できます。

表4　A型行動パターン

1. いつも時間に追い立てられている
2. 競争心が強い
3. 用心深い
4. 常に何かをしていないと気がすまない
5. 仕事は人より速い
6. 昇進すること、人に認められることを執拗に望む
7. 攻撃的で、敵意を持ちやすい
8. 心にゆとりがない

それぞれの質問に対し、「強い」2点、「少しある」1点、「ない」0点で計算し、10点以上ならA型行動パターン。

文献[8]を一部改変

表5　社会的再適応評価尺度(Social Readjustment Rating Scale ; SRRS)

出来事	ストレス値	出来事	ストレス値
配偶者の死	100	親密な友人の死	37
離婚	73	仕事・職業上の方針の変更	36
配偶者との別れ	65	配偶者とのトラブル	35
拘禁	63	借金が1万ドル以上に及ぶ	31
親密な家族メンバーの死	63	借金やローンのトラブル	30
けがや病気	53	仕事上の責任の変化	29
結婚	50	息子や娘が家を離れる	29
職を失う	47	法律上のトラブル	28
婚姻関係の調停	45	特別な成功	28
引退	45	妻が働き始めるか止める	26
家族メンバーの健康状態の変化	44	学校に行き始めるか止める	26
妊娠	40	生活条件の変化	25
性的な障害	39	個人的な習慣の変更	24
新しい家族メンバーの獲得	39	職場の上役とのトラブル	23
職業上の再適応	39	労働時間や労働条件の変化	20
経済上の変化	38	住居の変化	20

文献[9]を一部改変

4　ストレスチェックで評価できるもの、評価できないもの

　平成27年12月より施行されたストレスチェック制度では、ストレス反応、仕事のストレス要因、修飾要因の3項目を含めた質問紙を使用することとされています。同制度で使用が勧められている57項目の質問紙[10]は、ストレス反応として29項目（活気、イライラ感、疲労感、不安感、抑うつ感、身体愁訴）、仕事のストレス要因として17項目（仕事の量、仕事の質、身体的負担、対人関係、職場環境、コントロール、技能の活用、適性度、働きがい）、修飾要因として11項目（上司からのサポート、同僚からのサポート、家族や友人からのサポート、仕事や生活の満足度）からなっています。ここには、前述のNIOSH職業性ストレスモデルにおける個人要因（性格など）や職場外要因（地域社会関係など）は含まれていないことへの理解が必要です。また、「死にたい気持ちになりますか」などのように直接的な質問も含まれていません。これは、「死にたいですか」という問いに「常にそう思う」と答えた場合でも、その質問紙を採点し対応するのに数か月かかる可能性があり、即時の対応が取れないためです。個人要因や職場外要因についても、それを確認して問題があると理解できても、職場として対応が困難である場合が多く、このような質問をすることは勧められていません。逆にいうと、ストレスチェック制度で個人を取り巻くすべてのストレスがわかるわけではないということです。そのため、ストレスチェック制度を利用することは大切ですが、ストレスチェック制度だけをしておけばメンタルヘルス対策になるという考え方は正しくありません。

おわりに

　労働者は様々なストレスにさらされており、それに関連して精神的にも身体的にも様々な病気や不調が生じます。労働者のストレス状態やそれに関連する疾患を考える時には、職業性ストレス（対人関係、経済的不満など）のみならず、個人要因（性格、ライフスタイルなど）、家庭環境（夫婦関係や親子関係、家庭生活環境など）、社会環境（気候や風土、文化の違いなど）などを総合的に理解し、全人的に対応することが求められています。

【参考文献】

1) Lazarus, R.S. From psychological stress to the emotions: A history of changing outlooks. Annual Review of Psychology, 44: 1-21, 1993.
2) 日本精神神経学会. DSM-5 精神疾患の診断・統計マニュアル. 医学書院. 2014.
3) 日本心身医学会教育研修委員会. 心身医学の新しい診療指針. 心身医学. 31(7), p537-573, 1991.
4) Karasek R. Job demands, job decision latitude, and mental strain: implications for job redesign. Adm Sci Q. 24: 285-307, 1979.
5) Karasek R, Theorell T. Stress, productivity, and the reconstruction of working life. Healthy work. New York: Basic Books 1990.
6) Siegrist J. Adverse health effects of high-effort/low-reward conditions. J Occup Health Psychol. 1(1): 27-41. 1996.

7) 原谷隆史, 川上憲人, 荒記俊一. 日本語版NIOSH職業性ストレス調査票の信頼性及び妥当性. 産業医学. 35: 214-215, 1993.
8) Friedman M, Rosenman RH. Type A Behavior Pattern: its association with coronary heart disease. Ann Clin Res. 3(6): 300-12. 1971.
9) Holmes TH, Rahe RH. The Social Readjustment Rating Scale. J Psychosom Res. 11(2): p213-218. 1967.
10) 厚生労働省労働基準局安全衛生部 労働衛生課産業保健支援室. 労働安全衛生法に基づくストレスチェック制度実施マニュアル. 平成27年5月 改訂平成28年4月. http://www.mhlw.go.jp/bunya/roudoukijun/anzeneisei12/pdf/150507-1.pdf

(井上 幸紀)

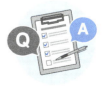

2 精神障害の労災認定
～業務上・業務以外の心理的負荷の強度

はじめに

　精神障害は以前、労働災害（労災）になじみの少ないものでした。しかし近年、仕事に関連した精神障害を理由とした労災請求は増加の一途をたどっており、また実際にそれらは労災として認められるようになっています。平成26年度は「心の病」による労災認定が最多（497人）とされ、自殺や自殺未遂をした人も最多を更新しています。平成27年度は「心の病」による労災請求が3年連続最多となり1,515人でした（平成26年度は1,456人）。また労災認定は472人となり、過去3番目の水準でした。精神障害は、血液生化学的検査や画像検査などでその診断や病状の程度を把握することはできません。では、どのようにして精神障害による労災請求・認定は検討されているのでしょうか。

1　安全配慮義務

　精神障害に関する民事裁判では、最高裁で平成12年にだされた判決が有名で、以来、精神障害による労災認定が増えています。この事案では、長時間労働等を認めた若者が自宅で自殺しています。家族（原告）は、会社は安全配慮義務を負っているのに直属の部長は常軌を逸した長時間労働や同人の健康状況の悪化を知りながら具体的な措置をとらなかった過失がある、と訴えました。会社（被告）は、健康管理センターを設置し、帰宅時タクシー乗車券の無制限配布などの配慮を行っていたことから、安全配慮義務を尽くしていたと主張したものです。最高裁判決では、会社が準備した健康管理の措置は実質的に機能していないことは明らかであり、安全配慮義務の履行を尽くしていたということができない、としたものです。裁判でのキーポイントが「安全配慮義務」を尽くしたか否か、という点であることがおわかりいただけると思います。

　安全配慮義務とは、「事業者が労働者に負っている労働契約上の債務で、事業者が労働者に対し、事業遂行のために設置すべき場所、施設もしくは設備などの施設管理または労務の管理にあたって、労働者の生命および健康などを危険から保護するよう配慮すべき義務」とされています。落盤事故で亡くなった炭坑労働者など、業務起因性が明らかなものが当初認定されていました。その解釈は時代によって変化し、健康診断などで労働者個人の健康管理に会社の関与が深まったことから、業務関連性を認めた場合、すなわち不適切な就労により持病が悪化した場合（高血圧の人に、蒸し暑い職場で長時間勤務をさせ、脳血管障害が生じた場合など）にも、安全配慮義務違反が適用される場合が出てきました。労働者の精神障害で最も多いのはうつ病で、メランコリー親和型性格（秩序を守る、几帳面、完璧主義、責任感が強い、律儀で誠実などの性格

を持つ)の人がなりやすいといわれています。このような人がうつ病になった場合、治療により症状が多少軽減すると、皆に迷惑をかけている、自分の居場所が無くなるなどといって早期に復職しようとすることもよくあります。その場合、会社側として当初は職務配慮を行っていても、本人がもっと仕事をしたいと言い、職場が忙しくなってくると、本人の同意を得て仕事を頼むことも出てくるでしょう。当初は無理の無い範囲の仕事であってもそれが積み重なり、結果としてうつ病が再燃して事故が生じた場合、たとえ本人の希望で仕事を与えていたとしても、安全配慮義務違反に問われる可能性があるのです。安全配慮義務はこれまで明文化されていませんでしたが、平成20年3月に施行された労働契約法(平成24年8月一部改正)第5条に「使用者は、労働契約に伴い、労働者がその生命、身体等の安全を確保しつつ労働することができるよう、必要な配慮をするものとする。」と明記されました。

2 精神障害の労災認定方法の変化

　精神障害の労災認定に関連し、平成11年9月に「心理的負荷による精神的障害等に係る事業上外の判断指針について」(以下、「判断指針」)がだされて運用されていました。指針はあくまで参照事項であり、最終的には複数の専門家の合議でその認定をする必要があり、請求から認定まで平均8.7か月かかっていました。労務負荷に関連した精神障害の判断をわかりやすくするために、過重労働やうつ病を念頭に、平成18年に医師による面接指導の新設がなされました。
　面接の条件は、
① 労働者の週40時間を超える労働が1月当たり100時間を超え、疲労の蓄積が認められる労働者(申出を受けて実施)
② 長時間の労働(週40時間を超える労働が1月当たり80時間を超えた場合)により疲労の蓄積が認められ又は健康上の不安を有している労働者(申出を受けて実施)
③ その他事業場で定める基準に該当する労働者(事業場の規定により実施)
であり、労働時間という「量」の側面から安全配慮に関する判断を試みていました。その後、司法判断が労働の「量」から「量と質」をともに考慮するようになりましたが、労働の「質」を定量化することは難しく、上司や産業医面談で把握することが益々重要とされていました。平成23年12月、精神障害の労災認定の審査の迅速化と効率化のために、「心理的負荷による精神障害の認定基準について」(以下、「認定基準」)がだされました。「認定基準」では、明らかにそれを超えたものについては専門家の合議が不要となり、労災認定の審査の迅速化に貢献すると考えられています。「判断指針」と「認定基準」の対比表を表1に示します。

表1 「判断指針」と「認定基準」の相違[1]

心理的負荷による精神障害の認定基準の概要

業務による心理的負荷(ストレス)の評価基準の改善

	現行の判断指針	新しい認定基準
評価方法	2段階による評価 出来事の評価 + 出来事後の評価 → 総合評価	1段階による評価 出来事＋出来事後の総合評価
特別な出来事	・極度の長時間労働 ・生死に関わる事故への遭遇等心理的負荷が極度のもの	「極度の長時間労働」を月160時間程度の時間外労働と明示 「心理的負荷が極度のもの」に強姦やわいせつ行為等を例示
具体例	心理的負荷評価表には記載なし	「強」「中」「弱」の心理的負荷の具体例を記載
労働時間	具体的な時間外労働時間数については、恒常的長時間労働を除き定めていない。	強い心理的負荷となる時間外労働時間数等を記載 ・発病直前の連続した2か月間に、1月当たり約120時間以上 ・発病直前の連続した3か月間に、1月当たり約100時間以上 ・「中」の出来事後に、月100時間程度　等
評価期間	例外なく発病前おおむね6か月以内の出来事のみ評価	セクシュアルハラスメントやいじめが長期間継続する場合には6か月を超えて評価
複数の出来事	一部を除き具体的な評価方法を定めていない。	具体的な評価方法を記載 ・強＋中又は弱　→　強 ・中＋中…　→　強又は中 ・中＋弱　→　中 ・弱＋弱　→　弱 近接の程度、出来事の数、その内容で総合判断
発病者の悪化	既に発病していた場合には悪化したときであっても労災対象としない	発病後であっても特に強い心理的負荷で悪化した場合は労災対象とする

審査方法等の改善

	現行の判断指針	新しい認定基準
医師の意見	精神科医の専門部会に全数を協議	判断が難しい事案のみ協議
調査	業務以外の要因の詳細な調査を行う	業務以外の要因の調査を簡略化

「現行の判断指針」は平成23年11月までの「判断指針」を指す。
「新しい認定基準」は平成23年12月からの「認定基準」を指す。

3 心理的負荷による精神的障害の認定基準について(「認定基準」)

「認定基準」では、精神障害の労災認定要件として以下の3点を挙げています。
① 認定基準の対象となる精神障害を発病していること
② 認定基準の対象となる精神障害の発病前おおむね6か月の間に、業務による強い心理的負荷が認められること
③ 業務以外の心理的負荷や個体側要因により発病したとは認められないこと

　この中の、業務による強い心理的負荷が認められるかどうか(②)については、「特別な出来事に該当する出来事がある場合」と、「特別な出来事に該当する出来事がない場合」に分けて説明が加えられています(表2)。
　業務による心理的負荷評価表の一部を図1に示します(全体版は巻末CDに収録)。特別な出来事として、心理的負荷が極度のものと、極度の長時間労働が類型化されています。特別な出来事以外では、6つの出来事の類型(①事故や災害の体験、②仕事の失敗、過重な責任の発生等、③

仕事の量・質、④役割・地位の変化等、⑤対人関係、⑥セクシュアルハラスメント）に分けられ、36の具体的な評価例が記載されています。業務以外の心理的負荷による発病かどうかは、業務以外の心理的負荷評価表を利用します（図2、巻末CDに収録）。これらを精神障害の労災認定フローチャート（図3）に当てはめながら、労災認定を検討することになります。

「認定基準」の理解においては、特に自殺とハラスメントの取扱いに注意が必要です。自殺については、業務による心理的負荷によって精神障害を発病した人が自殺を図った場合は、精神障害によって、正常な認識や行為選択

表2　心理的負荷の考え方[2]

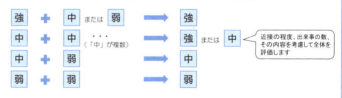

能力、自殺行為を思いとどまらせる精神的な抑制力が著しく阻害されている状態に陥ったもの（故意の欠如）と推定され、原則としてその死亡は労災認定されることになっています。また、ハラスメントには様々な種類、セクシュアルハラスメント（職場などにおける相手の意に反する性的言動）、パワーハラスメント（組織の規範や慣習、あるいは職権を使って行われる強制や嫌がらせ）、モラルハラスメント（言葉や身振り、文書などによって相手の人格や尊厳を傷つけて退職に追い込んだり、職場の雰囲気を悪化させるもの）などがあり、特別な出来事以外の36項目にそれに類する項目（特に⑤対人関係）が認められます。セクシュアルハラスメントについては、対人関係から独立し6つの出来事の類型の一つとされています。これらにより労働の「質」から安全配慮を評価しようとしています。ハラスメントは従来労務管理的意味合いが強かったのですが、メンタルヘルス対策の一つに位置づけられたと言えるでしょう。

図1　業務上の心理的負荷について[2]

（別表1）　業務による心理的負荷評価表

特別な出来事

特別な出来事の類型	心理的負荷の総合評価を「強」とするもの	
心理的負荷が極度のもの	・生死にかかわる、極度の苦痛を伴う、又は永久労働不能となる後遺障害を残す業務上の病気やケガをした（業務上の傷病により6か月を超えて療養中に症状が急変し極度の苦痛を伴った場合を含む）	…項目1関連
	・業務に関連し、他人を死亡させ、又は生死にかかわる重大なケガを負わせた（故意によるものを除く）	…項目3関連
	・強姦や、本人の意思を抑圧して行われたわいせつ行為などのセクシュアルハラスメントを受けた	…項目36関連
	・その他、上記に準ずる程度の心理的負荷が極度と認められるもの	
極度の長時間労働	・発病直前の1か月におおむね160時間を超えるような、又はこれに満たない期間にこれと同程度の（例えば3週間におおむね120時間以上の）時間外労働を行った（休憩時間は少ないが手待時間が多い等、労働密度が特に低い場合を除く）	…項目16関連

※「特別な出来事」に該当しない場合には、それぞれの関連項目により評価する。

特別な出来事以外

（総合評価における共通事項）

1　出来事後の状況の評価に共通の視点
　出来事後の状況として、表に示す「心理的負荷の総合評価の視点」のほか、以下に該当する状況のうち、著しいものは総合評価を強める要素として考慮する。
　① 仕事の裁量性の欠如（他律性、強制性の存在）。具体的には、仕事が孤独で単調となった、自分で仕事の順番・やり方を決めることができなくなった、自分の技能や知識を仕事で使うことが要求されなくなった等。
　② 職場環境の悪化。具体的には、騒音、照明、温度（暑熱・寒冷）、湿度（多湿）、換気、臭気の悪化等。
　③ 職場の支援・協力等（問題への対処等を含む）の欠如。具体的には、仕事のやり方の見直し改善、応援体制の確立、責任の分散等、支援・協力がなされていない等。
　④ 上記以外の状況に伴って発生したと認められるもの（他の出来事と評価できるものを除く。）

2　恒常的長時間労働が認められる場合の総合評価
　① 具体的出来事の心理的負荷の強度が労働時間を加味せずに「中」程度と評価される場合であって、出来事の後に恒常的な長時間労働（月100時間程度となる時間外労働）が認められる場合には、総合評価は「強」とする。
　② 具体的出来事の心理的負荷の強度が労働時間を加味せずに「中」程度と評価される場合であって、出来事の前に恒常的な長時間労働（月100時間程度となる時間外労働）が認められ、出来事後すぐに（出来事後おおむね10日以内に）発病に至っている場合、又は、出来事後すぐに発病には至っていないが事後対応に多大な労力を費しその後発病した場合、総合評価は「強」とする。
　③ 具体的出来事の心理的負荷の強度が、労働時間を加味せずに「弱」程度と評価される場合であって、出来事の前及び後にそれぞれ恒常的な長時間労働（月100時間程度となる時間外労働）が認められる場合には、総合評価は「強」とする。

（具体的出来事）

出来事の類型	具体的出来事	平均的心理的負荷の強度 I / II / III	心理的負荷の総合評価の視点	心理的負荷の強度を「弱」「中」「強」と判断する具体例 弱 / 中 / 強
1 ①事故や災害の体験	（重度の）病気やケガをした	★（III）	・病気やケガの程度 ・後遺障害の程度、社会復帰の困難性等	**【解説】**右の程度に至らない病気やケガについて、その程度等から「弱」又は「中」と評価 ／ — ／ **○ 重度の病気やケガをした**　【「強」である例】・長期間（おおむね2か月以上）の入院を要する、又は労災の障害年金に該当する若しくは原職への復帰ができなくなる後遺障害を残すような業務上の病気やケガをした・業務上の傷病により6か月を超えて療養中の者について、当該傷病により社会復帰が困難な状況にあった、死の恐怖や強い苦痛が生じた
2	悲惨な事故や災害の体験、目撃をした	★（I）	・本人が体験した場合、予感させる被害の程度 ・他人の事故を目撃した場合、被害の程度や被害者との関係等	【「弱」になる例】・業務に関連し、本人の負傷は軽症・無傷で、悲惨とまではいえない事故等の体験、目撃 ／ **○ 悲惨な事故や災害の体験、目撃をした**　【「中」である例】・業務に関連し、本人の負傷は軽症・無傷で、右の程度に至らない悲惨な事故等の体験、目撃をした ／ 【「強」になる例】・業務に関連し、本人の負傷は軽度・無傷であったが、自らの死を予感させる程度の事故等を体験した・業務に関連し、被害者が死亡する事故、多量の出血を伴うような事故等特に悲惨な事故であって、本人が巻き込まれる可能性がある状況や、本人が被害者を救助することができたかもしれない状況を伴う事故を目撃した（傍観者的立場での目撃は、「強」になることはまれ）

（途中省略）

| 36 ⑥セクシュアルハラスメント | セクシュアルハラスメントを受けた | ★（II） | ・セクシュアルハラスメントの内容、程度等
・その継続する状況
・会社の対応の有無及び内容、改善の状況、職場の人間関係等 | 【「弱」になる例】・「○○ちゃん」等のセクシュアルハラスメントに当たる発言をされた場合・職場内に水着姿の女性のポスター等を掲示された場合 ／ **○ セクシュアルハラスメントを受けた**　【「中」である例】・胸や腰等への身体接触を含むセクシュアルハラスメントであっても、行為が継続しておらず、会社が適切かつ迅速に対応し発病前に解決した場合・身体接触のない性的な発言のみのセクシュアルハラスメントであって、発言が継続していない場合・身体接触のない性的な発言のみのセクシュアルハラスメントであって、複数回行われたものの、会社が適切かつ迅速に対応し発病前にそれが終了した場合 ／ 【「強」になる例】・胸や腰等への身体接触を含むセクシュアルハラスメントであって、継続して行われた場合・胸や腰等への身体接触を含むセクシュアルハラスメントであって、行為は継続していないが、会社に相談しても適切な対応がなく、改善されなかった又は会社への相談等の後に職場の人間関係が悪化した場合・身体接触のない性的な発言のみのセクシュアルハラスメントであって、発言の中に人格を否定するようなものを含み、かつ継続してなされた場合・身体接触のない性的な発言のみのセクシュアルハラスメントであって、性的な発言が継続してなされ、かつ会社がセクシュアルハラスメントがあると把握していても適切な対応がなく、改善がなされなかった場合 |

図2 業務以外の心理的負荷について[2]

（別表２）	業務以外の心理的負荷評価表			
出来事の類型	具 体 的 出 来 事	心理的負荷の強度		
		Ⅰ	Ⅱ	Ⅲ
① 自分の出来事	離婚又は夫婦が別居した			★
	自分が重い病気やケガをした又は流産した			★
	自分が病気やケガをした		★	
	夫婦のトラブル、不和があった	★		
	自分が妊娠した	★		
	定年退職した	★		
② 自分以外の家族・親族の出来事	配偶者や子供、親又は兄弟が死亡した			★
	配偶者や子供が重い病気やケガをした			★
	親類の誰かで世間的にまずいことをした人が出た			★
	親族とのつきあいで困ったり、辛い思いをしたことがあった		★	
	親が重い病気やケガをした		★	
	家族が婚約した又はその話が具体化した	★		
	子供の入試・進学があった又は子供が受験勉強を始めた	★		
	親子の不和、子供の問題行動、非行があった	★		
	家族が増えた（子供が産まれた）又は減った（子供が独立して家を離れた）	★		
	配偶者が仕事を始めた又は辞めた	★		
③ 金銭関係	多額の財産を損失した又は突然大きな支出があった			★
	収入が減少した		★	
	借金返済の遅れ、困難があった		★	
	住宅ローン又は消費者ローンを借りた	★		
④ 事件、事故、災害の体験	天災や火災などにあった又は犯罪に巻き込まれた			★
	自宅に泥棒が入った		★	
	交通事故を起こした		★	
	軽度の法律違反をした	★		
⑤ 住環境の変化	騒音等、家の周囲の環境（人間環境を含む）が悪化した		★	
	引越した		★	
	家屋や土地を売買した又はその具体的な計画が持ち上がった	★		
	家族以外の人（知人、下宿人など）が一緒に住むようになった	★		
⑥ 他人との人間関係	友人、先輩に裏切られショックを受けた		★	
	親しい友人、先輩が死亡した		★	
	失恋、異性関係のもつれがあった		★	
	隣近所とのトラブルがあった		★	

（注）心理的負荷の強度ⅠからⅢは、別表1と同程度である。

図3 精神障害の労災認定フローチャート[2]

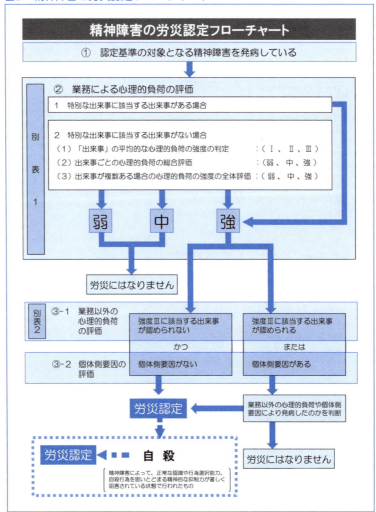

おわりに

　本稿で解説した「心理的負荷評価表」中に掲げられた様々な出来事（ライフイベント）の心理的負荷の強度（弱・中・強）は、専門家による調査研究の結果がベースになっています。ストレスチェックの面接指導を行う医師にあっては、この「心理的負荷評価表」に掲げられたそれぞれの出来事がどのくらいの強度なのかを知っておくことは面接指導に役立つと思われますので、ぜひ一度目を通しておくことをお勧めします。

【参考文献】
1) 厚生労働省報道発表資料より：(http://www.mhlw.go.jp/stf/houdou/2r9852000001z3zj-att/2r9852000001z43b.pdf)
2) 厚生労働省・都道府県労働局・労働基準監督署．精神障害の労災認定（パンフレット）．2012.3．(http://www.mhlw.go.jp/bunya/roudoukijun/rousaihoken04/dl/120215-01.pdf)

（井上　幸紀）

3 うつ病の基礎知識

1 はじめに

　2011年にいわゆる四大疾病に精神疾患が加わり五大疾病となりましたが、その背景には精神疾患患者数の急激な増加があります。特にうつ病や双極性障害など気分障害患者の増加は著しく、厚生労働省は2014年の「患者調査」で111.6万人が入院、外来で治療中であると発表しました。また2009年には自殺やうつ病による社会的、経済的損失は2.7兆円と推計されました[1]。日本におけるうつ病の生涯有病率は6.7%[2]と報告されており、増加の一途をたどり多様化するうつ病に対し、2012年に日本うつ病学会は「日本うつ病学会治療ガイドライン」を作成し、2016年7月には第2回改訂版[3]を発表するなど治療環境は整備されつつあります。また職場においてもうつ病などのメンタルヘルス不調は年々増加しており、精神科を専門としない産業医にも対応が求められる時代となりました。

2 「うつ」の分類、うつ病の診断

　抑うつ気分とは憂うつという誰もが経験するこころの状態で、正常な気分変動、生理的変化です。様々な要因で引き起こされるうつ状態は、持続する感情面の抑うつ気分だけでなく、思考や意欲、身体的な面でも機能低下が見られる状態で、日常生活に支障が生じます。

　家族歴、既往歴、生活歴、現病歴、嗜好歴、病前性格や病前の適応状態など詳細な病歴聴取により発症の背景を把握し[3]、①薬剤性(ステロイド、インターフェロンなど)、中毒性(アルコール、幻覚剤、揮発性物質、オピオイド、鎮静・催眠・抗不安薬、アンフェタミンやコカインなどの刺激剤など)、②器質性(脳卒中、パーキンソン病、外傷性脳損傷、クッシング病、甲状腺機能低下症など)によるうつ状態[3]、③双極性障害や統合失調症、認知症によるうつ状態、④パーソナリティの偏りや自閉スペクトラム症に伴ううつ状態などを除外して、初めてうつ病の診断に至ります。

　うつ病は、気分を調節する脳機能の障害により起こる気分障害と考えられており、原因として脳内神経伝達物質の乱れ、ストレス反応に伴う脳内グルココルチコイド受容体の機能低下、遺伝環境相互作用、脳内の炎症、病前性格の関与などが指摘されていますがいまだ特定されていません。器質性を除外した上で、日本ではかつてうつ病について内因性、反応性または心因性という病因に分けた診断を行いました。内因性うつ病とは心理的背景とは無関係にうつ状態に陥る場合で、個体の内的素因に基づく身体的な病気に近い状態とされています。反応性、心因性うつ病とは背景に職場や家庭でのストレス、人間関係上の葛藤や悩み、など心理的要因が存在する場合であり、明らかな環境変化により引き起こされた不適応に伴ううつ状態などを指します。しかしどちらか決めかねることも多く線引きは難しいのが実情です。

生物学的診断法がない現状で、精神疾患研究のために世界的な診断の統一を目的として作成された、米国精神医学会の操作的診断基準である「精神障害の診断・統計マニュアルDSM (Diagnostic and Statistical Manual of Mental Disorders)-5」(表1) では、①9項目の抑うつ症状のうち、5つ以上の症状（ただし(1)、(2)のうち少なくとも1つは満たす）が2週間以上、ほぼ毎日、ほぼ1日中続く、②症状により大きな苦痛を伴い、仕事や学業、日常生活に支障を来している、③身体疾患やアルコール、薬物乱用とは無関係、④双極性障害や統合失調症を除外、というA～Eの条件を満たせばうつ病と診断するという、正常な心理的変化と病的な状態の明確な線引きが存在します。DSMでの診断はうつ病の過剰診断につながるとの批判もありますが、その線引きにより診断がしやすくなったとも言えるでしょう。

表1 DSM-5 うつ病

A. 以下の症状のうち5つ以上が同じ2週間の間にほとんど1日中、ほとんど毎日存在し、病前の機能からの変化を起こしている。
これらの症状のうち少なくとも1つは、(1)あるいは(2)である。
 (1) 抑うつ気分
 (2) すべて、またはほとんどすべての活動における興味、喜びの著しい減退
 (3) 食欲の減退あるいは増加
 (4) 不眠または睡眠過多
 (5) 精神運動性の焦燥または制止（主観的感覚ではなく、他者によって観察可能なもの）
 (6) 易疲労性、または気力の減退
 (7) 無価値観、または過剰であるか不適切な罪責感
 (8) 思考力や集中力の減退、または決断困難（その人自身の言明、あるいは他者の観察による）
 (9) 死についての反復思考、反復的な自殺念慮、自殺企図

B. 症状は臨床的に著しい苦痛、または社会的・職業的・他の重要な領域における機能障害を引き起こしている。

C. 症状は、物質による生理的作用や身体疾患によるものではない。

D. 失調感情障害や統合失調症、妄想性障害などの精神障害では説明されない。

E. 躁病エピソードや軽躁病エピソードが存在しない。

DSM-5 精神疾患の診断・統計マニュアルより抜粋　一部改変

3 うつ病を疑う訴え、症状

うつ病を「感情（気分）の障害」、「意欲（行動）の障害」、「思考障害」、「身体症状」の4側面にわけて考えるとわかりやすいと言われています。

(1) 感情(気分)の障害

「気分が落ち込む、憂うつだ、なんとなく悲しい、寂しい、うっとうしい、何も感情が湧かない、望みがない」などと憂うつ感、悲哀感、寂寥感、孤独感、絶望感が表現されます[4]。重症になると悲しみすら感じられない、日常的な喜怒哀楽が脱落した、生命的なものが涸れてしまっている状態(悲哀不能)となります。これらの気分の症状は朝方に悪く、時間が進むにつれ改善していくという日内変動を示すことがあります。抑うつ気分は表情、動作、姿勢や視線などからも感じることができます。表情は硬く変化は乏しくなり柔らかさがなくなります。動作は緩慢、口調には抑揚がなくなり、話す速度はゆっくりで、声は小さく、言葉数も減ります。姿勢、視線はうつむきがちになります。

(2) 意欲(行動)の障害

「今まで興味を持って取り組めていたこと(趣味や楽しみ)が億劫でできない、やる気になれない、手につかない、気力が湧かない、あれもこれもと迷って決められない、関心が湧かない」などと意欲(行動)の低下、億劫感、決断力の減退、興味や関心の喪失が表現されます[4]。

(3) 思考障害

思考の過程と内容に変化が生じます。思考の過程では思考力や記憶力の減退感を自覚し、内容の変化として現在、過去、未来に対して悲観的になり、自信喪失、無価値感、自責や後悔などを感じます。「もうだめだ、いいことは何もない、もう会社を辞めるしかない、生きる価値もない、周りに迷惑をかけて申し訳ない、あのときこうしておけば良かった、頭が悪くなった、忘れっぽい、集中できない」などと表現されます[4]。

(4) 身体症状

易疲労性、倦怠感、頭重感や頭痛、動悸や胸部圧迫感、胃部不快感や口渇や便秘などの自律神経症状などの身体症状を訴えます。体重減少を伴う食欲低下、性欲低下、睡眠障害が見られます[4]。身体症状を訴え身体科を受診し、精査で異常が見つからない場合にはうつ病を鑑別に挙げる必要があるでしょう。また、虚血性心疾患、糖尿病、脳血管障害発症後や癌患者にうつ病の併存が見られることがあります。

4　うつ病の治療

うつ病の治療は「休養、環境調整」、「薬物療法」、「精神療法」が基本となります。

(1) 休養、環境調整

まずは疲弊した脳、身体を休ませることが治療の第一歩で、休養できる環境を整えます。自宅で環境が整わない場合には、入院治療を検討することもあります。業務遂行能力が低下し就労

継続が困難な場合には休職も選択肢となり、配置転換や昇進に伴ううつ状態、過重労働や人間関係の負担に伴ううつ状態など、職場要因が明らかな場合は職場環境の調整が必要となります。家庭内で家族の介護や子育ての負担に伴ううつ状態の場合にも家庭内の環境調整が必要となり、家族への協力要請、ヘルパーや訪問看護など社会資源導入も検討します。

(2) 薬物療法

a. 抗うつ薬とモノアミン仮説

抗うつ薬は、セロトニン、ノルアドレナリン、ドパミンなどのモノアミンの低下やバランスの乱れがうつ病の原因ではないかという仮説(モノアミン仮説)に基づき開発されてきました。現在、日本では三環系、四環系抗うつ薬のほかに、SSRI(選択的セロトニン再取り込み阻害薬)、SNRI(セロトニン・ノルアドレナリン再取り込み阻害薬)、NaSSA(ノルアドレナリン作動性・特異的セロトニン作動性抗うつ薬)などの新規抗うつ薬8剤が処方可能です。新規抗うつ薬は従来の抗うつ薬に比べて副作用が少なく、大量服薬しても致死的にならず安全で使いやすいと言われていますが、後述する副作用も指摘されています。

b. 抗うつ薬での治療

原則は、1つの抗うつ薬を少ない量から開始し、副作用に注意しながら可能な限りすみやかに増量(できれば最大量まで)、十分量を十分期間(増量後4週間程度、場合によっては6〜8週間)投与し効果を判定することです。十分量が投与できていないことや観察期間が短いことが原因で効果が乏しいと判定されることを防ぐことが重要です。症状の改善が乏しい場合は薬剤を変更します。部分的に症状の改善がある場合は、効果のあった薬剤に他の薬剤を追加投与し効果を強める増強療法を行います。

c. 抗うつ薬の副作用

三環系、四環系抗うつ薬の副作用は口渇、便秘、尿が出にくい、眠気、立ちくらみ、ふらつき、体重増加、性機能低下や心電図異常などが多く、腸閉塞や不整脈など重篤なものも認めます。SSRI、SNRIでは吐気、嘔吐、下痢などの胃腸症状や眠気、立ちくらみ、性機能低下が、NaSSAでは眠気やふらつき、体重増加が、それぞれ代表的です。

1か月以上継続した抗うつ薬を突然中止すると数日以内に頭痛やめまい、浮遊感、不安、不眠、しびれ、目がチカチカする感じ、などの症状が出現する中止後症候群はSSRIで多いと言われています。漸減すれば回避できるため、自己判断で減量や中止をしないよう指導してください。また抗うつ薬を飲み始めた数日後に不安、焦燥、衝動性の高まり、(軽)躁状態などが出現するアクチベーション症候群も報告されています。若年者に出現しやすく、厚労省は自殺関連行動を増す可能性があるため注意を要するとしており、投与初期には特に注意が必要です。

眠気や判断能力の低下が事故に繋がりうる職務(車の運転など危険を伴う機械を扱う業務、高所での作業など)の従事者が薬物療法を受けながら就労する際は特に注意を要します。添付文書でも注意喚起されていますが、治療中の運転は控えるよう指導するのが望ましいと考

d. その他の薬物療法

治療初期に不安や焦燥感が強い場合は、抗不安薬を使用することがあります。しかし服用が長期に及ぶと正規の処方量でも依存を来たす可能性や、不眠、不安、焦燥などの離脱症状が出現する可能性が報告されているため、短期投与にとどめる必要があります。

不眠の訴えが強ければ、睡眠衛生指導を行った上で改善がない場合に、不眠のパターンによって睡眠薬を使い分けます。

(3) 精神療法
a. 支持的精神療法

精神科治療においては、誠意と謙虚さをもって対応していく心構えを持ち、患者の悩みや訴えに真摯に耳を傾ける、批判せずそのまま受け入れる、という支持的精神療法が基本であり、医師-患者関係を築くための最初の一歩となります。「うつ」は人生の黄色信号であり、一旦立ち止まって生活スタイルや仕事への取り組み方などを共に見直すという視点が欠かせません。特に急性期の軽症うつ病に対しては笠原の小精神療法が効果的です(表2)。

b. 認知行動療法

認知行動療法は、感情が動いた時の認知(ものの受け取り方や考え方)や行動に注目し、認知や行動が変化すると気分や感情が変化することを知り、バランスのとれた適応的考え方や行動様式を身につけることで精神症状改善の手助けをする精神療法の1つです。うつ病や不安障害など多くの精神疾患への有効性が示されています。

表2　軽症うつ病の急性期の小精神療法 (1980 笠原嘉)

1. 感情障害という「病気」であって単なる怠けでないことを本人ならびに家人に告げる。
2. 急性期にはできる限り精神的休息をとるよう指示する。特に発病まもないとき、できるだけ早く休息にはいるのが有効なことを告げる。
3. 薬物が治療上必要である理由を説明し、無断で服用を中止しないよう求める。
4. 次第に精神的な苦痛は減っていくが完治には短くても3ヵ月、時には6ヵ月はかかることをあらかじめ告げる。
5. 治療中、一進一退のありうることを告げる。したがって、治療途中で悪化するようなことがあっても悲観しないように、また特に終末期には理由のない短い気分動揺のあることを告げておく。
6. 治療中自殺などの自己破壊的行為をしないことを誓約させる。
7. 治療が終了するまで人生上の重大な決断(たとえば自信がないという理由で退職するなど)をしないよう勧める。

笠原嘉臨床論集　うつ病臨床のエッセンス　2010年　みすず書房より抜粋　一部改変

5 うつ病における寛解、回復

　うつ病の薬物療法の目標は、寛解維持と回復、再発防止です。抑うつ症状の評価方法として、医師が直接面接し患者の症状レベルを点数化する客観的評価尺度を用います。例えば「ハミルトンうつ病評価尺度」(HAM-D)で7点以下と評価される状態（点数が低いほど抑うつ症状は改善を示す）を寛解と呼び、回復は寛解が6〜12か月間持続して得られた場合と定義されています[5]。実際には、家庭での日常生活や学校、職場などにおける病前の適応状態へ戻ること、が最終目標と言え、就労者の回復に限れば、時間内に給料分の仕事ができる状態ということとなります。日本のうつ病患者の寛解率は77.9%、2か月以上寛解が続くのは55.8%であったという報告があり[6]、寛解を得ることも簡単ではありませんが、維持することはさらに難しいことを示しています。再発予防に関して「日本うつ病学会治療ガイドライン」では、「早期に抗うつ薬を中止・減量することは再燃の危険性を高める。とりわけ寛解後26週は抗うつ薬の再燃予防効果が立証されており、欧米のガイドラインは、副作用の問題がなければ初発例の寛解後、4〜9カ月、又はそれ以上の期間、急性期と同用量で維持すべきとしている。また、再発例では2年以上にわたる抗うつ薬の維持療法が強く勧められるが、双極性障害の可能性に注意が必要である」とされています[3]。

　抗うつ薬のアドヒアランスは治療開始1年で約半数が不良であると報告されており[7]、副作用や服薬状況への家族や産業保健スタッフによる目配りも重要であると考えます。

6 飲酒とうつ病

　抗うつ薬を内服中の飲酒は、副作用を強め、健忘や錯乱など様々な病態を引き起こす可能性があり原則禁止です。継続的な多量飲酒は前頭葉を中心に脳萎縮を早め[8]、抑うつ症状に影響を及ぼすと考えられます。実際、飲酒問題を抱えるうつ病の方が少なからず存在し、抑うつ気分や不安を軽減するために飲酒し依存を形成していく場合があります。常習飲酒者のうつ病を診断する際には、飲酒によるうつ状態を除外するため一定の断酒期間を設ける必要があり、飲酒問題の解決が優先される場合は、アルコール依存症専門機関での治療を勧める必要があります。

7 双極性障害の可能性

　うつ状態を呈する気分障害はうつ病のほかに双極性障害(Bipolar Disorder：BD)があります。BDの生涯有病率はおよそ1〜1.5%、生物学的基盤、遺伝子変異の関与が明らかになっており、一般人口、うつ病患者に比べて自殺企図率、自殺既遂率は高く、生命予後という点でも重大な疾患です。BDは躁状態とうつ状態を繰り返し、躁状態では気分の高揚、誇大性、意欲亢進等に伴う問題行動により離婚、失業、借金、人間関係の破綻など多様な問題を抱え、うつ状態では抑うつ気分、意欲低下や認知機能障害により長期に日常生活や就労が困難となるなど、社会的機能の障害が著しい疾患です。

うつ状態のみから早期にうつ病とBDを鑑別することは難しく、また軽い躁状態は本人も周囲も調子のよい時期と判断し見逃されやすく、病的状態と認識されないことが多いようです。そのため発症から適切な治療開始まで約10年を要したと報告されているように[9]、BD患者がうつ病の診断で長期間治療を受けていることが少なくありません。うつ病では抗うつ薬、BDではリチウムなどの気分安定薬での薬物療法が行われ、それぞれ治療方針が異なりますが、診断や治療が遅れ、抗うつ薬を継続的に投与することは躁転や気分の不安定化、急速交代化を引き起こすと指摘されており[10]、診断の遅れは患者に多大なる不利益をもたらします。就労中に躁状態が疑われるような事例性について産業保健スタッフから精神科主治医に情報提供があればBDを早期診断できる可能性があり、連携強化が望まれます。

8 新型と呼ばれるうつ病

マスメディアが作った診断名「新型うつ病」は正式な精神医学用語ではありませんが、当事者のわがまま、怠け病というようなネガティブイメージを持って捉えられています。自己愛性・回避性パーソナリティ傾向や自閉スペクトラム症傾向に伴う不適応や反応性うつ状態である可能性、時代の変遷に伴い内因性うつ病の表現型が変化した可能性、などが考えられます。いずれも薬物療法のみでは治療的効果は得られにくく、職場環境調整や精神療法的接近のもと現実適応能力の向上、内省や心理的成長を促す対応が重要となります。抑うつ症状が職場で目立つ・未熟・プライドが高く他罰的・回避的などの傾向があり、特に職場では批判的に捉えられ理解が得られにくい「新型と呼ばれるうつ病」ですが、本人としては悩みや苦痛を抱え、生き方を模索している段階と捉えることもできます。若年者ゆえ未熟な傾向は多分にあるでしょうが、そこは誰もが通ってきた道であり、「成長を待つという育成的視点」を持ちつつ、一方で後述する事例性に着目した対応が望まれます。

また日本全体の自殺者数は減少している一方で、若年者の自殺は増加しています。若年者のうつ病を新しいタイプと判断して励まし背中を押すと自殺、ということもあり得るため注意が必要です。従来型のうつ病としての対応を念頭に置き、うつ病か否かを問題とせずグレーゾーンを認めることも大切です。

9 職場におけるうつ病早期発見のポイント

産業現場では「疾病性（どんな病気か）」ではなく、「事例性（普段通りに働けないこと、現場で起こった変化）」に注目することがメンタルヘルス不調対応での基本姿勢です。疾病性の理解については産業保健スタッフや人事労務担当者などだけでも良いですが、事例性に対する安全配慮義務と危機管理のバランスをとった対応は全社員が学ぶ必要があります。うつ病だけに限らず精神疾患に対する早期の気づき、早期対応のためには、病気を見つけようとするのではなく、事例性に基づいた「変化」への着目が重要です。また管理監督者のラインによるケアが重要であり、いつもと違う部下の事例性（表3）に気付けるよう繰り返し研修することも大切です。管理監

督者から報告を受けた産業医は事例性と疾病性の両方に着目し、必要に応じて精神科専門医につなげることが早期発見の重要なポイントです。

表3 「いつもと違う」部下の様子

1. 遅刻、早退、欠勤が増える
2. 休みの連絡がない（無断欠勤がある）
3. 残業、休日出勤が不釣り合いに増える
4. 仕事の能率が悪くなる、思考力や判断力が低下する
5. 業務の結果がなかなか出てこない
6. 報告や相談、職場での会話がなくなる（あるいはその逆）
7. 表情に活気がなく、動作にも元気がない（あるいはその逆）
8. 不自然な言動が目立つ
9. ミスや事故が目立つ
10. 服装が乱れたり、衣服が不潔であったりする
11. 上司や同僚との言い争い、衝突が増えた
12. 人との接触を避けるようになった
13. 飲酒量が増えている、酒臭がする

職場における心の健康づくり～労働者の心の健康保持促進のための指針～より抜粋　一部改変

【文　献】

1) 金子 能宏, 佐藤 格. 自殺・うつ病対策の経済的便益（自殺・うつによる社会的損失）の推計の概要. 国立社会保障・人口問題研究所社会保障基礎理論研究部. 2010.
2) Kawakami N, Takeshima T, Ono Y, et al. Twelve-month prevalence, severity, and treatment of common mental disorders in communities in Japan: preliminary finding from the World Mental Health Japan Survey 2002-2003. Psychiatry Clin Neurosci 2005;59:441-52.
3) 日本うつ病学会気分障害の治療ガイドライン作成委員会. 日本うつ病学会治療ガイドライン Ⅱ.うつ病(DSM-5)/ 大うつ病性障害. 2016.
4) 原田憲一. 精神症状の把握と理解: 中山書店; 2008:61-72.
5) Kupfer DJ. Long-term treatment of depression. J Clin Psychiatry 1991;52 :28-34.
6) Furukawa TA, Fujita A, Harai H, et al. Definitions of recovery and outcomes of major depression: results from a 10-year follow-up. Acta Psychiatr Scand 2008;117:35-40.
7) Sawada N, Uchida H, Suzuki T, et al. Persistence and compliance to antidepressant treatment in patients with depression: a chart review. BMC Psychiatry 2009;9:38.
8) Paul CA, Au R, Fredman L, et al. Association of alcohol consumption with brain volume in the Framingham study. Arch Neurol 2008;65:1363-7.
9) Drancourt N, Etain B, Lajnef M, et al. Duration of untreated bipolar disorder: missed opportunities on the long road to optimal treatment. Acta Psychiatr Scand 2013;127:136-44.
10) Akiskal HS, Benazzi F, Perugi G, et al. Agitated "unipolar" depression re-conceptualized as a depressive mixed state: implications for the antidepressant-suicide controversy. J Affect Disord 2005;85:245-58.

（出口　裕彦）

事例性と疾病性による問題把握のポイント

　メンタルヘルス問題について、専門家でないので解らない、対応したくない、と感じることは少なくないでしょう。そこでメンタルヘルスの問題を「事例性（Caseness）」と「疾病性（Illness）」の2つに分けて把握していくと、理解しやすく、その後の対応もスムーズになります。

　「事例性」とは業務の中で実際に呈示されている問題で、疾病による苦境、活動の制限、周囲への影響など、関係者がその変化に気がつくことができるもの、もしくはそういった見方を指します。一方、「疾病性」とは症状や病名、診断、重症度、治療法などに関することで、専門家が判断する分野、見方です。特に職場では、病気の確定（疾病性）以上に、業務上何が問題になって困っているか（事例性）を優先する視点が求められます[1, 2]。まず事例性と疾病性の視点について以下の症例から考えてみましょう。

症例1　A氏　40歳　女性　会社員

【 職場背景 】出版会社、従業員80人規模。内科医の非常勤産業医1名と人事労務担当者が会社の健康問題に主に対応している。

　非正規雇用として就職したが、1年後正規雇用となる。それに伴い責任が増大した。その後不眠、不安、頭痛が出現し、精神科に受診。「抑うつ状態」で3か月の休職を要するという診断書が出された。

　人事労務担当者が面談したところ、A氏は精神科主治医について、3分診療で話はほとんど聞いてくれないと述べた。人事労務担当者は、うつ病には精神療法、特に認知行動療法が必要であると伝え、遠方ではあったが、自身も講義を聞いたことがある認知行動療法の専門家に受診するように勧めた。A氏を連れて人事労務担当者がクリニックを受診。ストレスとの付き合い方について助言を受けた。A氏はいい助言をもらい、調子がよくなったと述べた。

　その後、出勤訓練を始めるが、数日でまた欠勤するようになった。人事労務担当者は裏切られたように感じ、出勤できないことを責める内容と自身でまとめていた専門家の言葉を添えてメールで送ったが、その後A氏とは連絡が取れなくなってしまった。

　メンタルヘルス不調が疑われるケースが発生した際に担当者が陥りやすい罠が、知らず知らずのうちに精神科医や臨床心理士といった専門家と同じ視点から問題を把握しようとしてしまうことです。当然ながら職場の担当者は精神科医など専門家ではありませんから、必要以上に精神医学や心理学を持ち出す必要はありません。職場では病気の確定（疾病性）以上に、業務上何が問題になって困っているか（事例性）を優先する視点が求められます[3]。精神的な不調を来

たしているのでは、と周囲が感じた際には、うつ病だ、認知行動療法だといった精神医学的な診断や、治療的判断を下す(疾病性)のではなく、本人もしくは周囲にどう影響しているか、仕事上での不都合は何かをとらえる(事例性)ことが先決となります。

　A氏のケースでは、人事労務担当者が疾病性の視点を中心にして対応しています。このように医療従事者ではないものが対応者の中心となる場合、メンタルヘルス不調者との心理的距離を適切に保つことが難しく、相談者の病気に影響されたり、自身の問題が相談者に反映されることがあります。他に頼れる人がいない場合に自分が相談者の救世主であるかのように感じてしまい、困っている人を助けずにはいられなくなり、過度に相談者に肩入れしたり、自分が治療者となろうとすることがありますが、結果としては専門家でないためうまくいかないことがほとんどのようです。逆に苦手意識や対応の困難さから相談者への配慮、思いやりがなくなったり、敵意や無関心、拒否感が高まり、温かみのある関わりができなくなることもあります。

症例2　B氏　35歳　男性　会社員

【職場背景】医療系の事務処理　従業員は6人　産業医はいない
- B氏の同僚からの相談

　中途採用の社員(B氏)に困っている。空気が読めない。パソコンの知識など、すごくオタクっぽく、人の話に割り込んできてどんどん話し、話がかみ合っていないどころか、人の話をまったく聞いていない。逆に興味がない時はまったく話さない。

　恐らくアスペルガーだと思う。自閉症スペクトラムは軽度か重度かにもよると思う。今の仕事は企業との折衝なので自閉症スペクトラムの人には向いていない。これまでに職を転々としてきている。もっと人と関わることの少ない仕事なら、問題が少ないと思うので、他の仕事への転職を勧めようと思っている。

　このケースでは医療従事者ではない同僚が診断をつけて、それに基づいた対応を決めてしまっています。恐らくその人のせいで仕事が上手く進まないいらだちが、その人を排除したい気持ちにつながり、病名をつけるという行為に結びついているのでしょう。このままでは、当事者はいきなり職場から病名をつけられ、かつそのために転職を勧められることになり、人権的な問題に発展しかねません。この対応はほぼ疾病性の視点のみで、事例性の視点はほとんど含まれていません。事例性としては「空気が読めない」という程度で、それもまったく具体性に欠けています。企業との折衝で実際に何かトラブルがあったのか、会議などで同僚との間にどのような意思疎通上の問題があったのか、業務上報告すべきことが報告できていないのかなどが含まれていません。そういった事例性をまず集め、そのあとでそれを取り上げながら、まずは本人とよく話し合うことが必要です。

　「事例性」と「疾病性」の具体的な例を表に示します。例示したように、「事例性」とは業務を遂

行する上で支障となる具体的な事実であり、できるだけ客観的に、誰が見ても同じ評価になる事象です。一方「疾病性」とは幻聴がある、被害妄想が明らかだ、統合失調症だ、うつ病だなど、症状や病名などに関することで、これらは専門家が把握し判断する分野です。

表　事例性と疾病性の例

事例性	● 仕事の能率が低下した ● 仕事がいいかげんだ ● 遅刻や無断欠勤が多い、出勤状況が不規則だ ● 今までは出勤がきちんとできていたのに、先月は10回休んで、今月もすでに7回休んでいる ● 上司の指示に従わない ● 仕事に集中できず、周囲に負担をかけている ● 職場の規則を守らない ● そうした状況を本人は少しも自覚していない ● 今まで10の仕事ができていたのに、最近は5しか仕事ができない ● 今まで同僚とうまくやっていたのに、最近はトラブルばかりで、職場で浮いた存在になっている
疾病性	● 幻聴がある ● 被害妄想が明らかだ ● 統合失調症が疑わしい ● うつ病だ ● 認知行動療法が適応になる ● このサプリメントがいいと聞いた ● うつ病の治療法を勉強しなければ ● 彼の強迫症は重症だ

事例性を対応の中心に置くことのメリットは以下の通りです。

1. 専門家でなくても対応が可能になる

　メンタルヘルス不調の労働者の周囲にいる同僚や管理監督者は、当然ですが精神医学の専門家ではありませんので、対応に苦手意識を持ったり、拒絶的になったりすることが少なくありません。しかし、それは疾病性の視点から見てしまい専門家のような対応を取らなければならないのでは、と考えてしまうことが原因です。一方、事例性に関して把握することはメンタルヘルスの専門家でなくても可能ですし、むしろ職場の専門家とも言える管理監督者や人事労務担当者などのほうが事例性に関しては把握しやすいのです。精神科主治医などの疾病性の専門家では事例性は患者経由でしか把握できず、患者に都合の良いように改変されていたり、隠されていたりして主観的な事例性しか伝わらないことも多いのです。事例性の情報については主治

医の治療、診断に役立つ情報ですので、本人の了承が得られれば、職場と共有することが望ましいでしょう。

2. 事実に基づくことなので他者に伝えやすい、理解してもらいやすい

職場の問題を他者に伝える際には、事例性に基づいた視点は重要です。医療関係者でないものが就労者の職場での問題を人に分かりやすく伝える際には、事例性を取りあげましょう。例えばどうしても、当人の病識が乏しく病気と認めない場合や自殺などの危機が迫っている場合などには、家族に連絡を取り、起こっている問題を説明しないといけないことがあります。その際もできるだけ事例性に基づいて話しましょう。職場主導で解決をはかるのではなく、当該労働者や家族をサポートする形で問題解決への道筋をつけていくのが原則ですが、曖昧な表現ではなく、欠勤や遅刻した具体的な回数、業務遂行量の低下など、実際に困っている客観的事実だけを伝えましょう。多くの場合は家族にも思い当たる節があるはずで、逆にそれがない場合は理由を尋ねてくるでしょう。この段階になって初めて、「どうも精神的にお疲れのようです。場合によっては、専門家に相談してみてはいかがですか」と話を持っていきます。この順序を間違えると、「精神障害者扱いにして」と家族の反発をかい、その後の対応がうまくいかないこともあります[3]。

3. 対応者間の評価のばらつきを少なくすることができる

前述の2症例の相談者のように、症例に対して様々な感情を持っている場合や、自身の心理的問題を反映させている場合など、他者を評価する場合には様々なバイアスがかかってしまいます。メンタルヘルス対応で特に対応が難しい症例は、周囲の人を操作するような場合です。家族、同僚、上司、産業保健スタッフなど周囲の人を巻き込んで、味方を作り自分に不利益をなす対象を攻撃させたりします。こういう場合もどのような対応を取るか、どこまで許容するかなどの枠組みを共有しておくことが重要になりますが、このような場合にも、事例性に基づいて共通の評価を行い共有しておくことが必要になります。

4. 目標を明確にできる

職場復帰支援においても、この事例性の見方が必要になります。精神疾患の症状が軽快したことと、職務を遂行できることとは必ずしも一致しません。職場で一定の職務を遂行するためには、自宅で過ごすのとは異なった集中力、判断力、意思決定能力、人間関係調整能力などが必要となり、これらの障害は事例性として現われてきます。症状の軽快とこうした職務遂行能力の回復の間にはタイムラグがあることが多いことも、よく指摘されています。

また主治医サイドの問題として、目標が疾病性に偏りすぎることが往々にして見られます。当然精神疾患の専門家である治療者は、事例性より疾病性を主に（もしくはのみを）扱います。このことにより、例えば最低限の日常生活が送れる状態に回復した状態で復職可能の診断書を書いたり、診断書に就労の条件として「人間関係のストレスを与えないように」などを挙げたり

することが起こります。職場が病気を作った張本人と考え、目の敵にする主治医もいます。主治医は患者の立場に立つことは当然ですが、就労者がスムーズに復職することは患者の不利益ではありませんし、職場と主治医は利害が相反しないことを主治医も理解することが必要です。

5. 客観的な視点を持てる

加藤は、コミュニテイにおける精神保健を考える上では、疾病の有無にとらわれ過ぎることより、事例性という概念を重視すべきであると考え、「ある人が精神障害であるとか、身体疾患にかかっているとかいう医学的診断はあくまでもその疾病性を決める基準によっている。それは本人が苦痛を持つか否か、あるいは周囲の人（家族や職場）が迷惑を蒙るか否かにかかわらず、疾病は疾病なのである。ところが、たとえ本人がなんらかの病気に罹っていても、それが本人または周囲の人によって問題にされない限り、事例としてあらわれて来ないのである。（中略）この事例性は社会的、心理的な基準によって決まるものであり、疾病性とは異なる次元に属する」と指摘しています[4]。産業保健において「事例性」という言葉は、本人を中心としてのみ問題を捉えるのではなく、本人を取り巻く職場関係者やその背後にある組織形態、諸制度なども含めて、職場単位全体を扱う考え方を指しているとも言えます[5,6]。

6. 病識の有無にかかわらず対応できる

メンタルヘルス不調に陥った労働者に対して、本人の病識が乏しい場合に「お前、様子がおかしいぞ」などと注意すると、相手からは何も話してはくれなくなるでしょう。「最近遅刻が多いぞ」、「急に仕事が遅くなっているんじゃないか」など事例性に基づき声かけを行い、そこから「精神的に疲れているのではないか」、「ストレスがたまっているのなら相談に行ってみてはどうか」など、産業医・産業保健スタッフや社内の相談窓口を紹介することができます。

しかしこの点はデメリットにもなり得ます。例えば摂食障害のように病識は乏しく治療には拒否的ですが、活動性は高く仕事もできているような場合は、低体重や身体症状などの疾病性が中心で、事例性をあまり認めない場合があります。このような場合は、事例性に基づいた対応はできません。緊急性が乏しい場合は、事例化するまで待つしかない場合もありますが、待つことができない場合は、疾病性からの視点について、外部の精神科領域の専門家からの情報を入手することが必要になることもあります。

特に日常の診療業務の傍ら出務する産業医（嘱託産業医）は、職場に属する医師である一方、治療者としての医師の側面を持ちますので、どうしても疾病性に偏った見方をしがちです。事例性に基づいた視点はメンタルヘルス対応の最も重要なポイントです。職場のメンタルヘルス活動では常にこの視点を忘れずに対応を心がけることが必要となります。

【参考文献】
1) 廣尚典. わが国の産業精神保健の動向. 産業医科大学雑誌. 2011; 33: 47-53.
2) 大西守. 事例性から見たメンタルヘルス管理. 日本産業精神保健学会編. リスクマネジメントとしてのメンタルヘルス対策－現場における問題解決のポイント. 東京: 産業医学振興財団, 2013: 201-206.
3) 大西守. 介入・対応の実際. 大西守, 廣尚典, 市川佳居編. 職場のメンタルヘルス100のレシピ. 東京: 金子書房, 2006: 66-69
4) 加藤正明. 社会と精神病理. 東京: 弘文堂, 1976: 321-329.
5) 廣尚典. 職場復帰支援の重要性. 日本産業精神保健学会編. メンタルヘルスと職場復帰支援ガイドブック. 東京:中山書店, 2005: 6
6) 廣尚典. 企業におけるメンタルヘルス－産業医の立場から－. 精神神経学雑誌. 2007; 109: 230-235.

(岩﨑　進一)

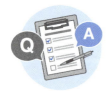

利活用可能な事業場外資源

　職場のメンタルヘルス対策において、「事業場における労働者の心の健康づくりのための指針」[1]（平成12年8月9日労働省発表）で示されているように、労働者自身による「セルフケア」、管理監督者による「ラインによるケア」、産業医・衛生管理者などによる「事業場内産業保健スタッフによるケア」とともに、事業場外専門家による「事業場外資源によるケア」の果たすべき役割は重要です。平成18年3月に新たに公示された厚生労働省の「労働者の心の健康の保持増進のための指針」において、事業場外資源とは「事業場外でメンタルヘルスへの支援を行う機関及び専門家をいう」[2]と定義されています。事業場外資源の例としては、都道府県産業保健総合支援センター、地域産業保健センター（産業保健総合支援センター地域窓口）、中央労働災害防止協会、労働者健康保持増進サービス機関等、産業医学振興財団、日本医師会、都道府県医師会、産業医科大学、精神科・心療内科等の医療機関、地域保健機関、各種相談機関[2]、労災病院勤労者メンタルヘルスセンター、精神保健福祉センター（各都道府県及び政令指定都市に設置）等、様々なものが挙げられます。それぞれの機関の特徴がありますが、個々の事例に対応するよりも、事業場内の担当者への支援や地域におけるメンタルヘルス支援体制の教育的支援といった、間接的なサービスを提供することが主な役割と言えます。事業場外資源は大きく分類すると医療機関と相談機関に分けられます。以下に事業場外資源の例を示します。

1　公的機関

1. 都道府県産業保健総合支援センター（全国47都道府県に設置）[3]

　事業者や産業保健スタッフなどを対象に、専門的な相談への対応や研修などを行います。平成26年4月から、産業保健を支援する3つの事業（地域産業保健事業、産業保健推進センター事業、メンタルヘルス対策支援事業）が一元化され、「産業保健活動総合支援事業」となりました。独立行政法人労働者健康安全機構が実施主体となり、地域の医師会などの協力のもと事業を運営し、労働者の心とからだの一体的な健康管理や、作業環境管理、作業管理などを含めた総合的な労働衛生管理の進め方についての相談などを一元的に受け付け、企業内での産業保健活動への総合的な支援を行います。

　サービス内容としては以下のものがあります。

① 窓口相談・実施相談

　産業保健に関する様々な問題について、専門スタッフが実地で、またはセンターの窓口、電話、電子メール等で相談に応じ、解決方法を助言しています。

② 研　修

　産業保健関係者を対象として、産業保健に関する専門的かつ実践的な研修を実施しています。

③ 情報の提供
　メールマガジン、ホームページ等による情報提供を行っています。また、産業保健に関する図書・教材の閲覧等を行っています。
④ 広報・啓発
　事業主、労務管理担当者等を対象として、職場の健康問題に関するセミナーを実施しています。
⑤ 調査研究
　地域の産業保健活動に役立つ調査研究を実施し、成果を公表・活用しています。
⑥ 地域窓口（地域産業保健センター）の運営
　次項のように小規模事業場の支援を行っています。

2. 地域産業保健センター（全国321カ所に設置）[4]

　産業医などの選任義務のない50人未満の小規模事業場と、そこで働く労働者に対して、都道府県産業保健総合支援センターと同様のサービスを提供します。
　主なサービス内容としては以下のものがあります。
① 労働者の健康管理（メンタルヘルスを含む）に係る相談
　健康診断の結果、脳・心臓疾患のリスクが高い労働者に対して、医師または保健師が日常生活面での指導や健康管理に関する情報提供などを行うほか、労働者の健康管理に関し広く相談を受け付けます。また、メンタルヘルス不調を感じている労働者に対して、医師または保健師が相談・指導を行います。
② 健康診断の結果についての医師からの意見聴取
　健康診断で異常の所見があった労働者に関して、健康保持のための対応策などについて、事業主が医師から意見を聴くことができます。
③ 長時間労働者及びストレスチェックに係る高ストレス者に対する面接指導
　時間外労働が長時間に及ぶ労働者やストレスチェックの結果、高ストレスであるとされた労働者に対し、医師が面接指導を行います。
④ 個別訪問による産業保健指導の実施
　医師、保健師または労働衛生工学の専門家が事業場を訪問し、作業環境管理、作業管理、メンタルヘルス対策等の健康管理の状況を踏まえ、総合的な助言・指導を行います。

3. 労災病院（全国34カ所に設置）[5]

　労災病院は、勤労者医療の中核的役割を担うため、働く人々の職業生活を医療の面から支えるという理念の下、①予防から治療、リハビリテーション、職場復帰に至る一貫した高度・専門的医療の提供、及び②職場における健康確保のための活動への支援を行っています。勤労者の早期職場復帰及び健康確保という労働政策の推進に寄与しています。一部の労災病院では勤労者メンタルヘルスセンターを持ち、勤労者のメンタルヘルスに関する需要に総合的に対応する

ため、健康管理を含めた心身医学分野の総合的医療を提供するため、以下のような業務を行っています。

① ストレス関連疾患の診療、相談等
- ストレス等に起因する身体の失調に対する診療
- 身体の失調の原因となった心の健康回復に必要な相談
- 産業医との連携による職場への適応についての指導等

② メンタルヘルスに関する研究
- 産業医との協力による、職場ストレスに起因する疾病についての研究
- 海外赴任者のストレスについての研究

③ 勤労者、医療従事者等を対象とした講習、研修等
- 勤労者のストレス予防に関する講習
- 企業の健康管理担当者に対する管理上の注意・予防に関する講習
- 産業医、産業保健師等に対する専門研修

④ ストレスドック、リラクゼーション部門の開設等
- ストレスドックによるストレスの早期発見及び健康指導
- 音楽療法によるリラクゼーション体験
- 治療を要しないストレス保有者に対するカウンセリング

4. 中央労働災害防止協会 [6]

中央労働災害防止協会（中災防）は、事業主の自主的な労働災害防止活動の促進を通じて、安全衛生の向上を図り、労働災害の絶滅を目指すことを目的として設立されました。事業場における健康づくり・メンタルヘルス活動に関する各種セミナー、社内研修会の講師派遣、ストレスチェックなど様々なサービスの提供を行っています。

5. 地域障害者職業センター [7]

地域障害者職業センターでは障害者に対する専門的な職業リハビリテーションサービス、事業主に対する障害者の雇用管理に関する相談・援助、地域の関係機関に対する助言・援助を実施しています。

6. 厚生労働省のホームページ「こころの耳」[8]

施設ではありませんが、わが国では最大規模のメンタルヘルス関連のホームページです。メンタルスに関する多くの情報を得ることができます。相談業務、情報提供、学習など内容も多岐にわたり、ほとんどのメンタルヘルス関連の情報はここから辿ることができます。

① 相談業務
メールでの相談業務、他の外部相談機関の紹介、検索が可能です。
② 情報提供

メンタルヘルス関連の法令など法律関連の情報、支援制度、統計情報、事例、Q&Aなど様々な情報を得ることができます。ストレスチェック制度の情報もここにまとめられています。

③ 学　習

メンタルヘルス関係のチェックリスト、セルフチェック、e-ラーニング、動画など多くのツールを手に入れることが出来ます。

2　民間機関

1. 医療機関

　治療や診断書など休職復職の要となる判断や、職場環境改善のアドバイスなど、専門家の医師との連携は不可欠かつ重要です。労働者が受診する医療機関の選定に関しては職場側が行い労働者に勧めることもありますし、労働者が自分で選ぶこともあります。受診科に関しては、「精神科」よりも「心療内科」が選択されることが多いですが、内科的身体疾患や、身体症状が前面にでていない精神疾患の場合は、「精神科」、「精神神経科」が適切なこともあります[9]。ただ精神科医であっても、「心療内科、精神科」と心療内科を先に標榜することも多く、見極めは困難です。同じ精神科医でも産業医の資格を持っている医師や、メンタルヘルスを専門と標榜している医師のほうが職場の問題については通じているでしょう。また最近ではリワークを行っているクリニックが増えてきており、そのようなクリニックでは職場のメンタルヘルスに関して相応の知識を有していると考えられます。

　入院が必要な場合はクリニックや診療所は不向きですが、そこから入院可能な病院に紹介してもらうこともできます。ただ、暴れている、自殺しようとしているなどの緊急時では、精神科病院や精神科救急病院などの入院治療が可能な病院を受診すると良いでしょう。

　また地理的条件、休日、夜間診療の有無等の診療曜日・時間帯の情報も重要です。精神科や心療内科の場合には、自宅や職場の近くの病院や休日の受診が良いとは限りません。知人の少ない遠方の病院や、平日の昼間のほうがかえって受診しやすいこともあるようです。メンタルヘルス不調では治療が長期にわたることが多いため、就労しながら通院することを予測して医療機関を選択することが重要です。あまり遠方では、長期の通院は難しいかもしれません。大きな病院がいいと大学病院や総合病院の精神科を選ばれる方も多いですが、診察時間が平日の午前のみということが多く、就労しながらの通院に毎回の休業が必要となってしまい、長期の通院には向かない場合もあります。現在では多くの医療機関がホームページを持っていますので、診療内容・時間などを事前に確認しておくことが必要となります。

　なかなか改善がみられない場合、「もっといいところがある」とか、「こっちのほうがネットの評判がいい」とか、「○○さんが良くなったから」等という理由で、職場の担当者が労働者に転院を勧める場合があります。メンタルヘルス不調では治療が長期にわたることと、主治医との相性の問題や関係性を治療で扱うこともあり、転医を繰り返すことは勧められません。本人と良く話し合い、どうしても必要であれば第三者の専門家の意見を聞いたりするのが良いでしょう。

2. EAP（Employee Assistance Program：従業員支援システム）

　米国で発展した、事業場と契約し社員の個人的または仕事にまつわる問題の発見及び解決をサポートし、企業全体の生産性の向上を支援する機関です。職場内外の様々な問題を取り扱い、個人だけではなく、上司や部下、職場、組織、その家族まで対象となります。特徴としては、
① 組織との契約であり、組織が費用を負担すること
② 外部に相談窓口があり、秘密が保持されること
③ 従業員だけで無く家族や人事担当者も相談できること
④ メンタルヘルスに関する専門的なサービスを提供すること
　などがあります[9, 10]。

　現在では様々なEAP機関が存在し、サービス内容にもばらつきがあるため、職場にあったものを選ぶことが必要となります。産業保健総合支援センターでも、EAP機関（相談機関）の情報を提供しています。

3.「いのちの電話」

　生活の困難やこころの危機を抱え、自殺を考えるほどの深い悩み・辛さを抱え誰にも相談できないで悩んでいる人のために、訓練を受けたボランティアが電話を通じて話し相手になり、悩みや不安をともに考えます。都道府県ごとにセンターがあります。

3　事業場外資源との連携

　これら事業場外資源との連携には、事業場内の産業保健スタッフの役割が重要です。単に情報提供だけでなく、心の問題を抱える就労者が出てきた場合には、事業場内外の調整役となり、個人のプライバシーを守りながら連携していくためのシステムづくりの要にもなります。また、事業場内外の体制を整える際には、利用者自身が、周りに知られることなく、事業場外資源にアクセスできる仕組みづくりも大切です[11]。勤務体制や業務内容の検討について、労働者の意向と主治医の判断を考慮しながら、地域の相談機関や医療機関と継続的に関わることのできる（安全配慮義務が果たせる）連携体制づくりが重要と言えます。

【参考文献】
1) 厚生労働省. 事業場における労働者の心の健康づくりのための指針.
　 http://www2.mhlw.go.jp/kisya/kijun/20000809_02_k/20000809_02_k_shishin.html（アクセス日2016/08/22）
2) 厚生労働省. 労働者の心の健康の保持増進のための指針.
　 http://www.mhlw.go.jp/new-info/kobetu/roudou/gyousei/anzen/dl/101004-3.pdf（アクセス日2016/08/22）
3) 労働者健康安全機構. 産業保健総合支援センター.
　 http://www.johas.go.jp/shisetsu/tabid/578/Default.aspx（アクセス日2016/08/22）
4) 労働者健康安全機構. 地域窓口（地域産業保健センター）.
　 http://www.johas.go.jp/sangyouhoken/tabid/333/Default.aspx（アクセス日2016/08/22）
5) 労働者健康安全機構. 勤労者メンタルヘルスセンター.
　 http://www.johas.go.jp/shinryo/senmon/tabid/389/Default.aspx（アクセス日2016/08/22）

6) 中央労働災害防止協会. http://www.jisha.or.jp/ （アクセス日2016/08/22）
7) 高齢・障害・求職者雇用支援機構. 地域障害者職業センター.
　 http://www.jeed.or.jp/location/chiiki/ （アクセス日2016/08/22）
8) 厚生労働省. こころの耳. http://kokoro.mhlw.go.jp/ （アクセス日2016/08/22）
9) 長見まき子. 事業場外資減の種類と選定・活用に当たってのポイント. 安全と健康 2009; 10: 21-25.
10) 島悟. 企業におけるメンタルヘルス対策の現状と事業場外資源活用の意義. 安全と健康 2009; 10: 17-20.
11) 久保田聰美. ストレスマネジメントその理論と実践. 週刊医学界新聞 2007; 2737: 1-7.

（岩﨑　進一）

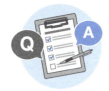

6 睡眠と睡眠衛生教育

1　睡眠に関する基礎知識

　睡眠は「脳・身体の成長や疲労回復」、「心の安定」、「記憶力の向上」、「免疫力の回復」など、心身の健康・能力維持に重要な役割を果たしています。はじめに睡眠に関する基礎知識を確認しておきましょう。

1. 睡眠・覚醒を調節するメカニズム

　人は自然に眠くなったり、目が覚めたりしますが、これらは主に2つの仕組みによって調節されています。

① 概日リズム：夜になったから眠くなる

　1つめは「概日（サーカディアン）リズム」と呼ばれる約24時間のリズムにしたがい、周期的に眠くなったり、目が覚めたりする仕組みです（図1）。

　最も眠くなるのは2〜4時くらいで、この時は体温も低くなります。この時間に眠ればぐっすり眠れますが、起きていると睡魔に襲われます。産業事故や交通事故が最も多発する時間帯です。2番目に眠くなるのが、14〜16時くらいで、昼食後に眠くなることから「ポストランチディップ（昼食後の凹み）」と呼ばれています。この時間は昼食を摂らなくても眠くなりますが、「高脂肪高炭水化物の重い昼食を摂ると、眠気はより強くなります」[1]。

　逆に最も眠りにくいのが19〜22時くらいで、「睡眠禁止帯」と呼ばれています。この時間帯は、目が覚め体温も高くなり、スポーツでも良い記録が出やすくなりますが、一方で無理に早く寝ようとしても寝つきが悪くなります。

　「もともと体内時計が持っているリズムは、約24時間10分と24時間より少し長めです」[2]。これに外部要因（光や食事）による微調整が加わり、24

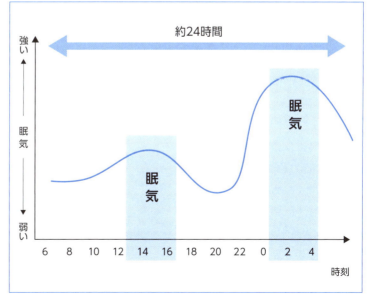

図1　概日リズムと眠気

時間の概日リズムをつくります。朝の光や食事は概日リズムを24時間に保つのに役立ちますが、深夜の光や食事は概日リズムを遅い時間にずらします。概日リズムがずれると社会的時差ボケ状態となり、様々な心身の不調が起こります。

② 睡眠ホメオスターシス：長く起きていたから深く眠れる

2つめは「睡眠ホメオスターシス（恒常性）」と呼ばれ、起きている時間が長くなるほど、脳内に「睡眠物質」が蓄積し深く眠れるという仕組みです。

休日に昼寝をすると、その晩に寝つきが悪くなるのは、昼間に睡眠物質を無駄遣いしてしまったからです。それを避けるためには、昼寝は遅くとも15時まで、30分以内にする必要があります。

カフェインは睡眠物質の一種のアデノシンのはたらきを阻害することで、覚醒効果をもたらします。カフェインは4時間くらい作用が続くので夕方以降にコーヒーや緑茶を飲むと、寝つきが悪くなります。

2. レム睡眠とノンレム睡眠

ヒトの睡眠は「レム睡眠」と「ノンレム睡眠」に分けられ（図2）、この2つが交互に現われ、約90分（60分〜120分）の周期を4〜5回繰り返します。レム睡眠は周期の最後に出現します。睡眠の前半には深いノンレム睡眠（N3）が、明け方にはレム睡眠と浅いノンレム睡眠（N1とN2）が多くなります。

レム（REM）とはRapid Eye Movement（急速眼球運動）の略で、レム睡眠とはこの特徴的な眼球運動を伴う睡眠という意味です。ノンレム睡眠は眠りの深さによって3段階（N1〜N3）に分けられます。N1とN2が浅い睡眠、N3は深い睡眠です。以前は4段階（1〜4）に分けられていましたが、今は3と4をまとめてN3と呼んでいます。

仮眠の時に、浅い睡眠から目覚めるとすっきりしますが、「深い睡眠から目覚めると一時的に眠気が残る（睡眠慣性）」[3]ので、コーヒーや明るい光で眠気を覚ましてから運転や作業を再開しましょう。

レム睡眠は起きている間に入ってきた様々な情報を整理し、記憶を定着させるのに役立っています。またノンレム睡眠の深い睡眠（N3）では成長ホルモンが分泌されており、疲労回復や傷ついた細胞の修復などに役立っています。

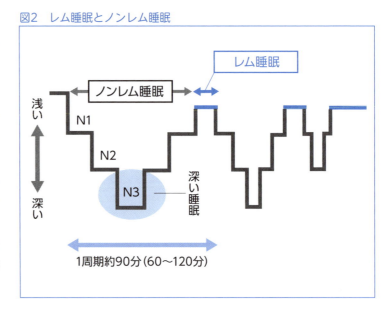

図2　レム睡眠とノンレム睡眠

3. 睡眠の個人差、年代差
① 個人差

　必要な睡眠時間には個人差があります。20代の若者では7〜8時間の睡眠が一般的です。しかしわずか数％ですが、ナポレオンやエジソンのように5時間未満で十分な短時間睡眠者もいれば、アインシュタインのように10時間以上必要な長時間睡眠者もいます。長時間睡眠者は、幼少時に「夜泣きもせずによく寝る子だった」と言われていることが多いようです。

　「睡眠時間は5時間で大丈夫！」と豪語する'自称'短時間睡眠者もいますが、本当の短時間睡眠者は土日も5時間程度しか寝なくても、眠気や疲労で困りません。土日に平日より2時間以上長く寝ていたり、会議や通勤電車で爆睡しているのは、無理して睡眠を削っている証拠です。

② 年代差

　「一晩の睡眠の量は、成人してからは加齢とともに徐々に減っていき(25歳：約7時間、45歳：約6.5時間、65歳：約6時間)ます」[4]。また夜間の中途覚醒時間は10年ごとに10分ずつ増加していきます。深い睡眠(N3)も年齢とともに減っていきます。このように年齢とともに、睡眠の質・量が不十分になるため、中年になると平日の睡眠不足を土日の寝だめだけで解消できないようになり、月曜日に疲れが残るようになります。一度、徹夜するとしばらくは疲れがとれません。

　また、「10〜20歳代では夜型傾向になり、夜更かしが苦になりませんが、その後は年齢とともに朝型傾向になってきます。特に50代半ば頃から顕著になり」[5]、早起きは苦になりませんが、夜早く眠くなります。夕食後にテレビを視ながら居間でうたた寝してしまうのはこのためです。

2　睡眠とメンタルヘルスの関係

　面接指導では、労働者の気づきを促し、セルフケアできるように支援する必要があります。睡眠は心身の健康と密接な関係があるため、睡眠衛生指導はセルフケアにとても役立ちます。最初に睡眠に関する3つのキーワード「①不眠」、「②睡眠不足」、「③夜型の生活」と「ストレス」、「うつ」の関係を理解しましょう。

　「不眠」と「睡眠不足」の違いですが、「不眠」は寝床に入る時間があっても眠れず、日中に調子が悪い状態を、「睡眠不足」は時間さえあれば眠れるのに、寝床に入る時間がないため、日中に調子が悪い状態です。また「不眠」には入眠障害、中途覚醒、熟眠障害、早朝覚醒の4つのタイプがあります(表1)。「不眠」の有無を確認する時は、これらを一つひとつ聞いていきます。

表1　不眠の4つのタイプ

入眠障害	寝付くのに30分以上かかる
中途覚醒	途中に何度も(2回以上)目が覚める
熟眠障害	目が覚めたときに熟眠感がない
早朝覚醒	希望の時刻より朝早く(2時間以上)目が覚めてしまう

では、具体的に睡眠とメンタルヘルスとの関係を見ていきましょう。ストレス・うつ病と睡眠障害との関係を図示すると図3[6]のようになります。ストレス、うつ病、睡眠障害の三者が密接に関わっていることがお分かりいただけると思います。

図3　ストレス・うつ病と睡眠障害の関係

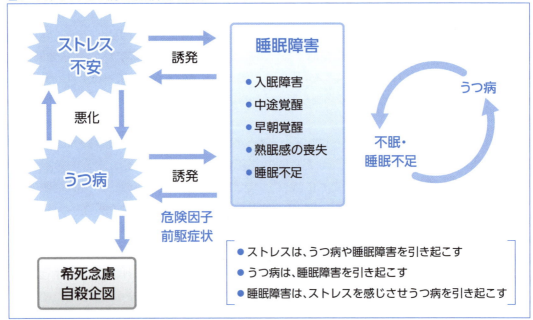

① 不眠・睡眠不足とストレス

日常生活でも、何か環境の変化や心配事などがあれば、ストレス反応（ストレイン）が現われ、不眠になることがあります。「仕事のストレス反応の高さやオーバーコミットメントも、その後の不眠につながります」[7]（図4）。一方で睡眠、特に深い睡眠は過剰なストレスホルモンを抑え、抗ストレス作用があるため、よく眠れているとストレス耐性が高くなります。「ある調査では、平日の睡眠時間と自覚的ストレスはU字型の関連性があり、睡眠6〜8時間の人が最も自覚的ストレスが低い傾向がありました」[8]（図5）。さらに、「睡眠不足だと肯定的な感情に比べて、否定的な感情が記憶に残りやすくなります」[9]。前の晩に色々と心配していても、一晩ぐっすり眠った後には不安も和

図4　仕事のストレス状態とその後の不眠
　　（日本の中年労働者1,022人が対象の2年間の前向きコホート研究）

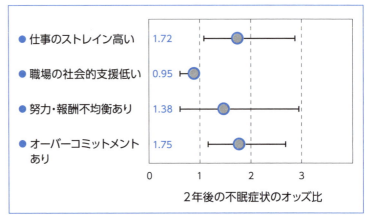

らぎ、前向きな気持ちになれた経験は誰でもあるのではないでしょうか。このように、仕事のストレスは不眠の原因となり、不眠や睡眠不足はストレス耐性を弱くします。

② 不眠・睡眠不足とうつ病

何かストレス要因があった場合に、一時的に不眠になるのは正常な防衛反応です。危険が迫っている時に眠りが浅ければ、すぐに目覚め身を守ることができま

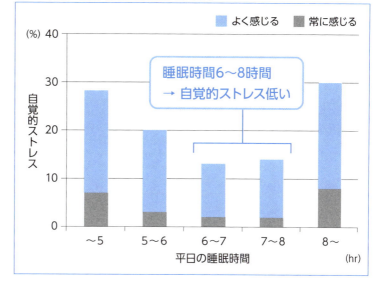

図5　平日の睡眠時間と自覚的ストレス

す。また睡眠は記憶を固定・整理する役割があるため、「不快な出来事があった時に不眠になれば、記憶に強く残さずに済みます」[10]。したがって、一時的な不眠にはメリットもあり、日中の活動に大きな支障がなければ、気にし過ぎる必要はありません。

しかし他のストレス反応と同じように、「不眠も慢性化すると、視床下部‐下垂体‐副腎皮質系の亢進が持続し、ストレスホルモンが高い状態が続きます。そうするとさらに不眠を強化する悪循環が続き、うつ状態につながります」[11]。慢性化した不眠はどれくらいうつのリスクを高めるのでしょうか。「一般住民を対象とした調査では、1年間ずっと不眠が続いていた人は、不眠がなかった人と比べ、うつ病発症が約40倍と高くなりました」[12]。また、「不眠が重症なほどうつ病の発症率は高くなります」[13]。

また生活習慣病と同様に、「睡眠時間とうつ状態の間にはU字型の関連性が存在しており、睡眠7〜8時間の人が一番抑うつ度が低くなります」[14]。また、「睡眠時間が短いほど、うつ病の発症リスクが高くなります」[15] (図6)。

以上のように、長引く不眠や睡眠不足はうつ状態につながります。

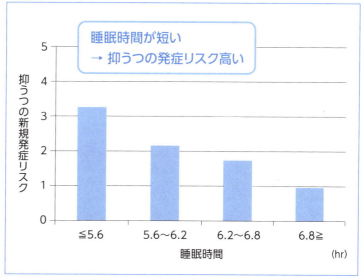

図6　睡眠時間と抑うつの新規発症

③ うつ病の症状としての不眠

不眠はうつ病の代表的な症状の1つであり、「うつ病では約9割に不眠が認められます」[16]。したがって、不眠に気づいたら、睡眠衛生指導を行う前に、うつ病の鑑別をしておく必要があります。またうつ病が寛解した後に、不眠が残っていると再発リスクが高くなります。

④ 夜型の生活とうつ

「夜型の生活は睡眠不足と独立して、うつと関連します」[17]。例えば同じ6時間睡眠でも、「0～6時の睡眠」と「2～8時の睡眠」では後者のほうがうつになりやすくなります。心の健康のためには、夜更かしを避け、朝食を摂るなど、規則正しい生活が大切です。

3　高ストレス者への睡眠衛生指導の実際

① 睡眠衛生指導だけで改善できない疾患の鑑別

睡眠は労働者からも相談しやすく、産業保健スタッフからも聞きやすい症状ですので、まずは全員に不眠や眠気など睡眠の問題がないか確認しましょう。2週間以上続く睡眠の問題がある場合は、睡眠衛生指導だけでは改善できない3つの代表的な疾患「うつ病」、「睡眠時無呼吸症候群(SAS：sleep apnea syndrome)」、「レストレスレッグス症候群(RLS：restless legs syndrome)」を鑑別するために問診を進めます。

中等度以上(週に2晩以上)の「不眠が2週間以上続いている場合は、うつ病の鑑別のために「興味の減退」、「食欲の低下」についても確認します」[18]。うつ病が疑われる場合は、精神科への受診を検討します。

40歳以上の男性や閉経後の女性で、「20歳から10kg以上体重増加している」[19]、「無呼吸や大きないびきの指摘や日中の過度の眠気がある場合」[18]は、SASの可能性を考え、パルスオキシメーター検査が受けられる医療機関の受診を勧めましょう。

入眠障害があり、その原因として「下肢のじっとしていられないような不快な異常感覚」がある場合はRLSを疑い、睡眠専門医療機関や神経内科の受診を勧めます。

② 十分な睡眠時間が取れているか確認

「日本人の睡眠時間は年々減っており、韓国と並んで最も睡眠不足の国です」[20]。

個人差はありますが、一般的に必要な睡眠時間は、25歳で約7時間、45歳で約6.5時間、65歳で約6時間です。まずは、年齢に応じた十分な睡眠時間が確保できているか確認しましょう。睡眠不足が認められる場合は、はじめに平日の睡眠時間の延長を指導します。30分～1時間程度でも良いので、まずは2週間程度継続するように勧めます。

毎日コンスタントに必要な睡眠時間が確保できるのが理想ですが、多忙なビジネスパーソンでは困難です。そのような場合は、次善の策として3日間くらいのスパンで収支を合わせるように指導すると良いでしょう。土日の休日やノー残業デーを利用して睡眠不足を解消し、睡眠不足を蓄積させないようにします。睡眠不足はよく借金にたとえられます(睡眠負債)が、睡眠不足も借金もこまめな返済が肝心です。ノー残業デーに職場の飲み会が設定される場合がありま

すが、睡眠医学の観点からはお勧めできません。

「眠気の解消には、昼休みに15分程度の仮眠も有効です。また、コーヒーなどのカフェイン飲料を仮眠前に服用しておくと、目覚める頃に効いてきてさらに効果的です」[21]（図7）。「昼休みの短時間の仮眠＋カフェイン飲料摂取」は、多忙な労働者にとっても現実的な対策です。止むを得ない理由で徹夜する時は、せめて深夜に仮眠を取るように指導します。15分程度の短時間でも、眠気や作業能力の維持に役立ちます。「2時間確保できれば、疲労回復や概日リズムの乱れを防ぐ効果も期待できます」[22]。

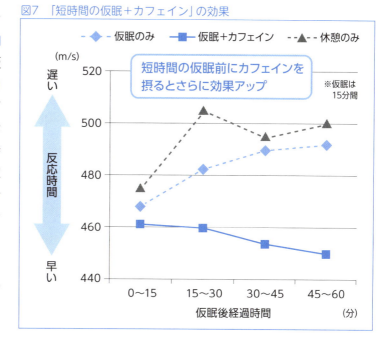

図7 「短時間の仮眠＋カフェイン」の効果

③ 睡眠衛生指導

うつ病やSAS、RLSの可能性が低く、睡眠不足もない場合は、一般的な睡眠衛生指導を行った上で、改善状況をフォローします。指導内容は、「健康づくりのための睡眠指針2014」[4]（表2）を参考にすると良いでしょう。

表2 睡眠衛生指導の例

- 就寝前4時間以内のカフェイン摂取を避ける
- 寝酒は止める（中途覚醒が増え、眠りが浅くなる）
- 就寝前の喫煙を止める
- 朝起きる時間を一定にする
- 朝食を摂る
- 年齢相応の睡眠時間を取り、必要以上に寝ない ※25歳:約7時間、45歳:約6.5時間、65歳:約6時間
- 就寝前1時間はブルーライト（スマホ、PC、ゲーム、TV等）を避け、朝は起きたらすぐ明るい光を浴びる
- 日中に適度な運動をする、深夜の激しい運動は避ける
- 眠ろうと意気込まない、夜中に時計を見ない
- 昼寝は午後3時まで、30分以内にする

「健康づくりのための睡眠指針2014～睡眠12箇条～」から抜粋し一部改変

睡眠環境や睡眠に関わる行動習慣は個人差が大きいため、指導内容を一方的に強制するのではなく、個別性を重視し、受け入れやすい形にアレンジします。そして、労働者自身が無理なく継続できそうなことを1つ、または2つ程度に絞って行うようにアドバイスします。例えば、「起床時刻を一定にして朝食は必ず摂る」、「昼休みに15分間の仮眠を取る」、「夕方以降はコーヒーを飲まない」、「就床前1時間はスマートフォンやパソコンを見ない」[23]（図8）、「寝酒をしない」[24]（図9）などです。アルコールは寝酒ではなく晩酌で、休肝日を取り、適量で楽しみましょう。帰宅後にブルーライトを浴び過ぎないためには、ブルーライトカット眼鏡やブルーライトカットフィルムの使用も一つの手です。

睡眠環境を整えることも大切です。寝室はなるべく暗く、静かにします。また夏に高温・多湿となると寝苦しくなります。夏の寝室は気温28℃、湿度60％以下が目安になります。設定温度を高めにし（28℃程度）、「睡眠前半4時間にエアコンを使用すると中途覚醒が減少し、睡眠効率が高くなります」[25]。家族がエアコンを嫌いな場合は、「冷却枕の使用も効果的です」[26]。

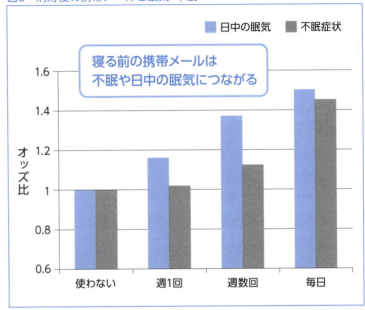

図8　消灯後の携帯メールと眠気・不眠

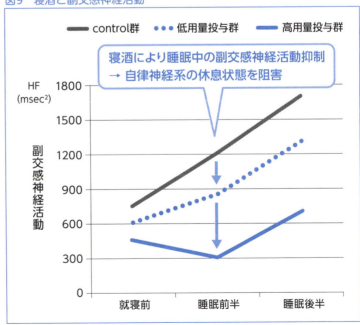

図9　寝酒と副交感神経活動

④ 交替勤務者への指導

交代勤務者では、「概日リズムに逆らって生活すること」及び「日中は長く眠れないため睡眠不足になること」により、勤務中の眠気が生じます。眠気の改善のためには、仮眠が有効です。「14〜16時頃に仮眠をとっておくと、夜勤中に生じる眠気や疲労を弱めることができます。夜勤中の休憩時間などに仮眠が取れれば、より有効です」[27]（図10）。また、「コーヒーなどのカフェイン飲料摂取も夜勤中の作業エラー防止になります」[28]。

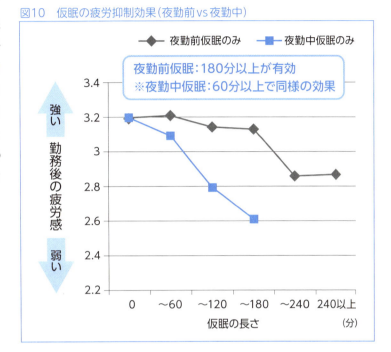

図10　仮眠の疲労抑制効果（夜勤前 vs 夜勤中）

4　おわりに

「長時間労働者、高ストレス者の面接指導に関する報告書・意見書作成マニュアル」（厚生労働省）の中には、心身の健康状況、生活状況の把握のためのチェックリストが含まれています。そして睡眠時間や不眠に加え、興味・意欲の低下、食欲低下やアルコール、タバコ、運動等の項目が含まれます。せっかく聴取した情報を有効に活用するために、本稿の内容をご活用ください。

【参考文献】

1) Reiner LA, Wells SJ, Mortlock V, et al. 'Post-lunch' sleepiness during prolonged, monotonous driving - effects of meal size. Physiol Behav 2012;105:1088-91.
2) Kitamura S, Hida A, Enomoto M, et al. Biol Psychiatry 2013;73:63-69.
3) Stampi C. The effects of polyphasic and ultrashort sleep schedules. In C. Stampi(Ed.), Why we nap. Boston:Birkhauser. 1992:137-179.
4) 厚生労働省健康局、健康づくりのための睡眠指針2014　http://www.mhlw.go.jp/file/06-Seisakujouhou-10900000-Kenkoukyoku/0000047221.pdf（2016年8月29日アクセス）
5) Foster RG, Roenneberg T. Human responses to the geophysical daily, annual and lunar cycles. Curr Biol 2008;18:R784-R794.
6) 相良雄一郎、山田尚登. 睡眠障害が精神に及ぼす影響. 治療 2011;93:191-196.
7) Ota A, Masue T, Yasuda N, et al. Psychosocial job characteristics and insomnia: A prospective cohort study

using the Demand-Control-Support (DCS) and Effort-Reward Imbalance (ERI) job stress models. Sleep Med. 2009;10:1112-1117.
8) 杉田義郎、足立浩祥 大学院生の睡眠と研究. Prog. Med 2015;35:53～57.
9) Walker MP, van der Helm E. Overnight Therapy? The role of Sleep in Emotional Brain Processing. Psychol Bull 2009;135: 731-748.
10) Kuriyama K, Soshi T, Kim Y. Sleep deprivation facilitates extinction of implict fear generalization and physiological response to fear. Biol Psychiatry 2010;68:991-998.
11) 清水徹男. うつ病と睡眠障害. 精神医学 2007;49:471-77.
12) Ford DE, Kamerow DB. Epidemiologic study of sleep disturbance and psychiatric disorders. An opportunity for prevention. JAMA 1989;262:1479-1484.
13) Salo P, Sivertsen B, Oksanen T, et al. Insomnia symptoms as a predictor of incident treatment for depression: Prospective cohort study of 40,791 men and women. Sleep Medicine 2012;13:278-284.
14) Kaneita Y, Ohida T, Uchiyama M, et al. The relationship between depression and sleep disturbances: a Japanese nationwide general population survey. J. Clin Psychiatry 2006;67:196-203.
15) Szklo-Coxe M, Young T, Peppard PE, et al. Prospective associations of insomnia markers and symptoms with depression. Am J Epidemiol 2010;171:709-720.
16) 亀井雄一. 各臨床科でみられる睡眠障害 5) 気分障害にみられる睡眠障害、Prog Med 2004;24:1007-1012.
17) Kitamura S Hida A, Watanabe M, et al. Evening preference is related to the incidence of depressive states independent of sleep-wake conditions. Chronobiol Int. 2010;9-10:1797-812.
18) 田ヶ谷浩邦, 清水徹男. 一般医療機関における睡眠障害スクリーニング・ガイドライン. 睡眠医療 2008;2:267-270.
19) 森槌康貴、津田徹、川俣幹雄ほか. 20歳よりの体重変化と閉塞性睡眠時無呼吸症候群. 日本呼吸管理学会誌2002;11:440-444.
20) OECD Gender Data Portal. Data on time use. http://www.oecd.org/gender/data/OECD_1564_TUSupdatePortal.xls （2016年8月29日アクセス）
21) Hayashi M, Masuda A, Hori T. The alerting effects of caffeine, bright light and face washing after a short daytime nap. Clin Neurophysiol 2003;114::2268-2278.
22) Minors DS, Waterhouse JM. Anchor sleep as a synchronizer of rhythms on abnormal routines. Int J Chronobiol 1981;7:165-188.
23) Munezawa T, Kaneita Y, Osaki Y, et al. The Association between Use of Mobile Phones after Lights Out and Sleep Disturbances among Japanese Adolescents: A Nationwide Cross-Sectional Survey. Sleep 2011; 34:1013-1020.
24) Sagawa Y, Kondo H, Matsubuchi N, et al. Alcohol has a dose-related effect on parasympathetic nerve activity during sleep. Alcohol Clin Exp Res 2011; 35:2093-2100.
25) Okamoto-Mizuno, Tsuzuki K, Mizuno K. Effects of humid heat exposure in later sleep segments on sleep stages and body temperature in humans. Int J Biometeorol 2005;49:232-237.
26) Okamoto-Mizuno K, Tsuzuki K, Mizuno K. Effects of head cooling on human sleep stages and body temperature, Int. J. Biometeorol 2003;48:98-102.
27) 斉藤良夫、佐々木司. 病院看護婦が日勤 - 深夜勤の連続勤務時にとる仮眠の実態とその効果. 産業衛生学雑誌1998;40:67-74.
28) Sagaspe P, Taillard J, Chaumet G, et al. Aging and Nocturnal Driving: Better with Coffee or a Nap? A Randomized Study. Sleep 2007;30:1808-1813.

（加藤　憲忠）

【編集委員・執筆者一覧】

〔編集委員（兼・執筆）〕　＊50音順

岩崎　明夫　（産業医科大学 作業関連疾患予防学研究室）

鍵本　伸明　（ナンバかぎもとメンタルクリニック）

竹田　　透　（労働衛生コンサルタント事務所オークス）

土肥誠太郎　（三井化学株式会社 本社健康管理室）

西埜植規秀　（にしのうえ産業医事務所）

森口　次郎　（一般財団法人京都工場保健会 産業保健推進本部、
　　　　　　　一般社団法人京都府医師会 理事）

〔執筆者〕　＊50音順

井上　幸紀　（大阪市立大学大学院 医学研究科神経精神医学）

岩﨑　進一　（大阪市立大学大学院 医学研究科神経精神医学）

内田　和彦　（オリンパス株式会社 人事部）

大﨑　陽平　（ヘルスデザイン株式会社）

小川　真規　（自治医科大学 保健センター）

加藤　憲忠　（富士電機株式会社 大崎地区健康管理センター）

河津雄一郎　（平和堂 健康サポートセンター）

城戸　尚治　（城戸産業医事務所）

木村　朋子　（NTTコムウェア株式会社 健康管理センタ）

西園寺直之　（伝馬町法律事務所）

坂本　宣明　（ヘルスデザイン株式会社）

佐々木規夫　（医療法人財団厚生協会 大泉病院）

竹田　悦子　（労働衛生コンサルタント事務所オークス）

出口　裕彦　（大阪市立大学大学院 医学研究科神経精神医学）

西本　真証　（センクサス産業医事務所、ヘルス・アンド・カンパニー株式会社）

古河　　泰　（味の素株式会社 川崎健康推進センター）

松井　春彦　（伊藤忠テクノソリューションズ株式会社 人事部健康支援室）

山瀧　　一　（一般財団法人君津健康センター 産業保健部）

＊なお、巻末CDに収録した資料データの一部につき、山口産業保健総合支援
　センターのご協力をいただきました。厚く御礼申し上げます。

面接指導版 嘱託産業医のための ストレスチェック実務Q&A

2016年11月21日　初版発行
2017年 1月30日　第2刷発行
2018年 7月24日　第3刷発行

編　　　者	ストレスチェック実務Q&A編集委員会
編集発行人	及川　桂
発 行 所	公益財団法人 産業医学振興財団
	〒101-0048　東京都千代田区神田司町2-2-11新倉ビル3階
	TEL 03-3525-8291 FAX 03-5209-1020
	URL http://www.zsisz.or.jp
印 刷 所	長苗印刷株式会社
デ ザ イ ン	grab 等々力嘉彦

ISBN978-4-915947-65-0　C2047　¥2500E　定価（本体 2,500 円＋税）
ⓒストレスチェック実務Q&A編集委員会,2016　落丁・乱丁はお取り替え致します。

本書の全部または一部の複写・複製および磁気または光記録媒体への入力等を禁ず。